ADHD タイプの大人のための時間管理ワークブック

なぜか「間に合わない」「時間に遅れる」「約束を忘れる」と悩んでいませんか

著
中島　美鈴
稲田　尚子

星和書店

イラスト：高嶋良枝ほか

はじめに

❖本書をおすすめする方

　以下の項目にあてはまる方ならだれでも。とくにADHD（注意欠如・多動症）やASD（自閉スペクトラム症）などの大人の発達障害の傾向をお持ちの方で、時間管理が上手にできず困っている方。

☐　いつも締め切りギリギリか、遅れる。
☐　約束の日時を忘れる。
☐　寝るのが遅くなるなど生活のリズムで悩んでいる。
☐　やることが多すぎるとパニックになる。
☐　やらなくてはならないことになかなか重い腰が上がらない。
☐　目先の利益を優先して、やるべきことを投げ出してしまう。

❖使い方

▶ひとりで
　ご自分で読み進めながら、ワークに取り組んでいきます。
▶診察や面接のお供に
　通院中の方は、主治医に相談して用いてください。治療やカウンセリングのときにこのワークブックの進捗状況を報告することで、治療のペースメーカーとして活用することができます。
▶グループで
　みんなで読み進めながら話し合います。家に持ち帰ってワークを行い、その結果を発表し合います。お互いアドバイスし合ったり、励まし合ったりすることでやる気が続きます。1回あたり120分が目安です。

❖手っ取り早く行いたい方の場合

　本書は第1章から順に取り組むことがベストですが、章単体で取り組むこともできます。

- おすすめのスケジュール帳　　→ p.26
- 手っ取り早く始めたい　　　　→ p.33
- 困っている問題だけを解決　　→目次（p.viii）から気になる章へジャンプ

❖時間管理への苦手意識を克服するために

　ADHDをもつ人の中には、時計を見ながら動くことに抵抗感をもつ人が少なからずいます。時間を意識することで「急かされている」とか「時間に縛られて自由になれないのがいや」といった気持ちが強く働くため、あえて時計を見ようとしないのです。中には「時間は無限にあるものだ」と自らを錯覚させて、現実逃避したい人もいます。

　また、神経心理学の研究では、ADHDの人の時間感覚は正確ではないことがわかっています。「だいたい10分」という体感がもちにくいのです。そのため、「いつのまにか1時間たっていた」とか、「駅まで15分で着くと思っていたのに間に合わなかった」ということがよくあります。

　同じ理由で、スケジュール帳を持とうとしない人も多くいます。「どうせ続かないから」というのが最も多い理由です。中には「どうせスケジュール帳を失くしてしまうから」という人もいます。ADHDの特性がなくても「スケジュール帳を使いこなせない」「途中で挫折した」という経験のある人は多くいます。

　時計を意識することも、スケジュール帳（もしくはそれに代わるスマートフォンや携帯電話のスケジュール・アラーム機能）に忘れずに書き留めておくことも、時間管理には必須事項です。どうしたら、時間やスケジュール帳とうまくつきあえるようになるのでしょう。

　時間は追われるからつらくなるもの。追われる前に、こちらが時間を捕まえる姿勢で臨みます。具体的には、前もって今日は何時から何時まで何をす

る、と計画を立てることです。
　しかし、こうなると次の問題が生じます。
　子ども時代の夏休みを思い出してください。夏休みに入る前に「１日の過ごし方」を計画しませんでしたか？　「朝◯時に起きて、ラジオ体操に行って、そのあと朝ごはんを食べて、涼しいうちに宿題をすませて……」
　そんな計画、守れたためしがない、という方も大勢いらっしゃることでしょう。では、何が問題だったのでしょうか？　原因としてまず考えられるのは「そもそも計画に無理があった」ということです。「こうなったらいいな」という理想の時間の使い方を描くのではなくて、「実際このくらいだろうな」という身の丈に合った計画を立てることが大切です。そのために、本書では、実際にかかった時間を計るという「タイムログ」の宿題を繰り返し出しています。そうすれば、計画通りに予定をこなすことができて、「よし！やれる！」という達成感や自己効力感をもつことができます。
　時間を追ってるぞ！　管理してるぞ！　という手応え。この積み重ねで、時間に対する苦手意識を克服することができるのです。
　時間は追われるのではなく、追うもの。追うためには計画を立てること。
　無理のない計画を立てる秘訣が本書にはあります。

❖ 時計はアナログにしよう

　ADHDタイプには、デジタル時計よりもアナログ時計の方が時間感覚をつかみやすいといわれています。時計の針と針の角度でぱっと見てわかることがよいようです。

❖ 実践者から学ぼう

　本書には、このワークブックの内容に沿ったプログラムのグループセラピーに参加して時間管理に取り組んだ方々（以下、参加者と呼びます。p.154参照）のアイデアや感想をたくさん載せています。きっとみなさんの時間管理を成功させるヒントになるはずです。
　さあ、始めていきましょう。

目指せスケジュール帳マスター！

　各章ごとに、スケジュール帳の活用の仕方が、少しずつレベルアップできるように構成されています。
　本書で学んだスケジュール帳の活用法は、毎日使い続けることで、身についていきます。
　1つのやり方を学んだら、その日からずっとその方法で、スケジュール帳を活用していってください。

To-Do リスト

　チェックボックス□をつくり、やるべきことを赤ペンで書き込みます。
　文末に（　）をつけて締め切り日を書き、実行日を決めます。スケジュールの欄の実行する時間に予定として書き込みます。
　1つ終えたら、☑をつけることで達成感を味わいます。

やりたいことリスト

　今週の欲しいもの、したいこと、行きたい場所などわくわくすることを青ペンでリストアップします。
　文末の（　）にそれをいつ買うか、するかを決めて日付を書き込みます。実行日のスケジュール欄に何時にするかを予定として書き込みます。
　面倒なことを終わらせたときのごほうびとしても使えます。

本書でできること

本書では、スケジュール帳を使って、まずは、
① 夜だけ
② 朝起きてから家を出るまで
③ 帰宅してから寝るまで
④ 日中

の時間との上手なつき合い方を学びます。最終的には、
⑤ 1週間

の時間管理を目指します！

バーチカルタイプ（この図のように横軸に1週間分の日付、縦軸に1日の時間軸が記されたタイプ）のスケジュール帳を用意してください。
詳しくは→p.26

ふりかえり項目

- ☐ 体調よく過ごせたか
- ☐ To-Doリストは実行できたか
- ☐ やりたいことリストは実行できたか
- ☐ 青と赤のバランスはいいか

目次

第1章：ADHDタイプが時間に追われる理由を知ろう …… 1
1. 時間管理とは　2
2. ADHDタイプとは　6
3. ADHDタイプにとって、なぜ時間管理は難しいのか　9
4. 1日の時間管理をふりかえる　12
ワーク：なりたい自分を描く：目標設定　16
5. 時間管理に必要なスケジュール帳　24
どんなスケジュール帳がいいのか　26
宿題①：スケジュール帳を購入する　29
宿題②：睡眠記録をつける　30

第2章：夜更かしをやめる／やる気を出す方法を学ぶ …… 33
1. 夜更かしをやめる方法　34
宿題①：夜更かしをやめてぐっすり眠る　39
2. やる気を出す方法を学ぶ　40
ワーク：やりたいことリストを作る　41
タイムログをとる　44
宿題②：朝準備のタイムログをとる　46

第3章：気持ちのよい朝を過ごそう …… 49
1. 時間を見積もる　50
ワーク：朝準備のタイムログをもとに予定を立てる　52
宿題①：朝準備の実際を記入する　53
2. 朝準備を楽にするコツ　54
ワーク：朝準備セットを考える　58
宿題②：朝準備セットを作る　59
ステップアップ課題：物の配置を考える①：朝準備用　60
宿題③：夕方帰宅してから寝るまでのタイムログをとる　62

第4章：忙しい夕方のバタバタを乗り切ろう 65

1. やるべきことを忘れずにこなす　66
ワーク：夕方の To-Do リストを作る　68
To-Do リストの Q&A　70
夕方のバタバタを解消するコツ　73
ワーク：夕方帰宅してから寝るまでのタイムログをもとに予定を立てる　76
宿題①：夕方帰宅してから寝るまでの実際を記入する　77
ステップアップ課題：物の配置を考える②：夕方用　78
宿題②：連続3日間のタイムログをとる　80

第5章：日中を効率よく過ごそう 83

1. うまくスケジュールを組む　84
ワーク：明日のスケジュールを組む：1日の時間管理を練習する　86
宿題：連続3日間の予定と実際を記入する　87
2. すきま時間を活用する　90
ワーク：すきま時間にちょうどよい小さな仕事　91
3. 仕事が多すぎパニックを克服する：優先順位づけ　92

第6章：面倒なことに重い腰を上げよう 95

ワーク：最近の連続3日間をチェックする　97
1. 1週間の時間管理をマスターする　98
2. 面倒なことに重い腰を上げる：大きな仕事に対処する　100
ワーク：大きな仕事を分解する
　　　　：「生活必需品の置き場所を決める」計画を立てる　104
宿題：「生活必需品の置き場所を決める」プロジェクトの予定を実行する　108
ステップアップ課題：面倒なことを1つ計画して実行する　110

第7章：あとまわし癖を克服しよう 115

1. 生活必需品を決めた場所に置き続けるために　116
2. あとまわし癖を克服する　120
あとまわし癖を克服するためのヒント　126
ワーク：あとまわしにしていることを実行するための行動計画を立てる　127
宿題：「あとまわしにしていることを実行するための行動計画」を実行する　129

第8章：これからの自分とのつきあい方 131

1. 目標のふりかえり　　132
2. 学んだスキルのふりかえり　　136
3. 毎日を乗り切るための時間管理から、自分らしい時間管理へ　　139

付録 143

グループで取り組む際の日程表

1セッションの目安は120分で作成されています。

日　時	テーマ	持ってくるもの
第1回 　／　（　） 　：　～　：	ADHDタイプが時間に追われる理由を知ろう	本書、ペン
第2回 　／　（　） 　：　～　：	夜更かしをやめる／ やる気を出す方法を学ぶ	本書、3色ペン、スケジュール帳
第3回 　／　（　） 　：　～　：	気持ちのよい朝を過ごそう	本書、3色ペン、スケジュール帳、付箋
第4回 　／　（　） 　：　～　：	忙しい夕方のバタバタを乗り切ろう	本書、3色ペン、スケジュール帳、付箋
第5回 　／　（　） 　：　～　：	日中を効率よく過ごそう	本書、3色ペン、スケジュール帳　付箋
第6回 　／　（　） 　：　～　：	面倒なことに重い腰を上げよう	本書、3色ペン、スケジュール帳　付箋
第7回 　／　（　） 　：　～　：	あとまわし癖を克服しよう	本書、3色ペン、スケジュール帳（付箋）
第8回 　／　（　） 　：　～　：	これからの自分とのつきあい方	本書、3色ペン、スケジュール帳　付箋

※各付箋のサイズの目安は各章の最初のページに記載してあります。

- 遅刻、欠席の際の連絡先

- グループのルール

１人で取り組む際の日程表

　目次順どおりに進めていくことをお勧めしますが、自分に必要な章のみ、または必要な順番でカスタマイズして行うことができます。1回あたり120分を目安に取り組んでください。

	日　時	該当章	テーマ
第1回	／　（　） ：　～　：		
第2回	／　（　） ：　～　：		
第3回	／　（　） ：　～　：		
第4回	／　（　） ：　～　：		
第5回	／　（　） ：　～　：		
第6回	／　（　） ：　～　：		
第7回	／　（　） ：　～　：		
第8回	／　（　） ：　～　：		

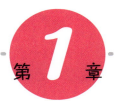

ADHDタイプが時間に追われる理由を知ろう

> **アジェンダ**
>
> ❶　時間管理とは
> ❷　ADHDタイプとは
> ❸　ADHDタイプにとって、なぜ時間管理は難しいのか
> ❹　1日の時間管理をふりかえる
> **ワーク**：なりたい自分を描く：目標設定
> ❺　時間管理に必要なスケジュール帳
> どんなスケジュール帳がいいのか
> **宿題①**：スケジュール帳を購入する
> **宿題②**：睡眠記録をつける

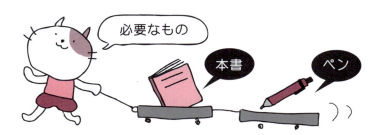

1　時間管理とは

❖ こんなことで困っていませんか

　そもそも時間管理とはどういうことなのでしょうか？　下記は時間管理に関する困り事の例です。あてはまるものにチェック✓を入れてみましょう。

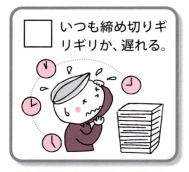
☐ いつも締め切りギリギリか、遅れる。

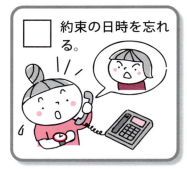
☐ 約束の日時を忘れる。

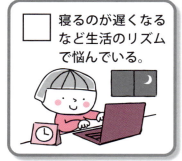
☐ 寝るのが遅くなるなど生活のリズムで悩んでいる。

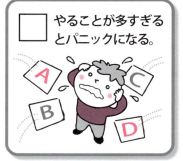
☐ やることが多すぎるとパニックになる。

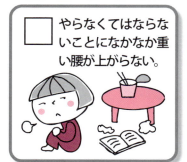
☐ やらなくてはならないことになかなか重い腰が上がらない。

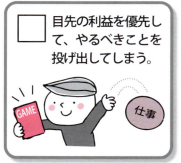
☐ 目先の利益を優先して、やるべきことを投げ出してしまう。

❖時間管理ができると、こう変わる

　左のチェック項目にチェック✓がつきましたか。時間管理ができるようになったら、下記のように変わります。

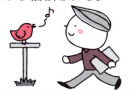
- 期限に間に合い、余裕が生まれる。周囲から信頼される。

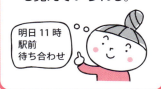
- 人との約束も持っていくものもやるべきことも覚えていられる。

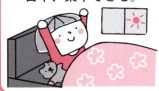
- 朝すっきり目覚めて気分が良い。
- 日中、集中できる。

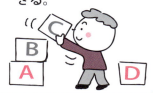
- 計画を立てて落ち着いてこなすことができる。

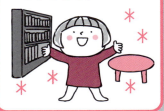
- 面倒なことが片づいてすっきり。

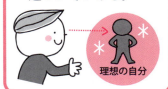
- 長期的な視点でなりたい自分をみつめて近づいていける。

❖今の自分の困り事

　p.2でチェックのついた項目について、あなたがどんな場面（家で、友人との間で、会社でなど）どんなふうに困っていたかを、具体的に書いてみましょう。

> 記入例

☑　**いつも締め切りギリギリか、遅れる。**

　　子どもの学校の提出物の締め切りを守ることができない。

☑　**約束の日時を忘れる。**

　　仕事で取引先との打ち合わせの日時を間違えてしまった。

> あなたの場合

☐　**いつも締め切りギリギリか、遅れる。**

☐　**約束の日時を忘れる。**

☐ 寝るのが遅くなるなど生活のリズムで悩んでいる。

....

....

☐ やることが多すぎるとパニックになる。

....

....

☐ やらなくてはならないことになかなか重い腰が上がらない。

....

....

☐ 目先の利益を優先して、やるべきことを投げ出してしまう。

....

....

> **グループで**
>
> 今の時間管理に関する困り事について、みんなで話し合ってみましょう。

第1章 ADHDタイプが時間に追われる理由を知ろう

2 ADHDタイプとは

❖大人のADHDとは

　ADHD（Attention Deficit/Hyperactivity Disorder：注意欠如・多動症）の主な症状は、「不注意」、「多動性」、「衝動性」で、こうした症状が少なくとも2つ以上の状況（職場と家庭など）であらわれます。これらの症状のあらわれ方は、人や環境によってさまざまです。大人のADHDといっても、大人になってから初めて出現するものではありません。不注意、多動性、衝動性という3つの症状に、子どものころからずっと悩まされており、多くの人は自分なりの工夫や対処法を考えて努力してきています。それにもかかわらず、状況が改善せず大人になり、うまく生活することができず困っているのです。

不注意
集中力が続かない
気が散りやすい
片づけられない
忘れっぽい

多動性
じっとしているのが
苦手で、
落ち着きがない

衝動性
思いついたら
よく考えることなく、
すぐ行動したり
話したりする

❖ 大人のADHDのよくある困り事

　大人になると、不注意、多動性、衝動性の症状は、次のような形であらわれます。大人のADHDは、子どものADHDと比べて多動性が弱まり、不注意が目立つ傾向にあるようです。

- 締め切りや期限に間に合わない
- やることが多いと、どこから手をつけていいか分からない
- やるべきことがあるのに、関係ない他のことを始めてしまう
- しょっちゅう、ものを失くす
- そそっかしく、ミスが多い
- 片づけられない
- 人との待ち合わせに遅れる
- その場の感情や思いつきで行動してしまうことが多い
- 人の話を最後まで聞かずに、遮って話し始めてしまう
- バスや電車、映画館などで、じっと座っていることに苦痛を感じる

❖ ADHDの原因

　ADHDは、生まれつきの発達障害であり、育てられ方や本人の努力不足の結果として生じるものではありません。ADHDの原因についての最も有力な説は、注意力や行動をコントロールする脳の働き（実行機能）のかたよりが関係しているというものです。実行機能は前頭前野と呼ばれる大脳の前側の部分で調節されます。ADHDのある人は、前頭前野を含む脳の働きにかたよりがあると考えられています。また、ADHDのある人では、前頭前野の活性化に必要な脳の神経伝達物質（脳内の神経細胞の間で情報をやりとりする物質）であるドーパミンの働きが不足気味であることがわかっています。ADHDの原因については、現在も研究中で、詳細はまだわかっていません。一方で、原因がわかることと、問題が解決することは、必ずしもイコ

ールではありません。世の中には、ADHDでありながらも、うまくいっている人たちがいます。"うまくいかない原因"を追究するのではなく、自分自身に合った"うまくいく対処法"を見つけていきましょう。

❖ ADHDタイプがうまく生活していくための原則

　本書では、ADHDの診断の有無にかかわらず、ADHDの症状で困っている人、悩んでいる人を「ADHDタイプ」と呼ぶことにします。ADHDタイプでありながら、ご自身の生活をもっと充実したものにしていくための原則をお伝えします。

- ミスや失敗はつきものと、ある程度割り切り、必要以上に自分を責めない。
- ミスや失敗をしたときには、次回繰り返さないための予防策を考えるきっかけにする。
- 自分に合ったADHD症状への対処法を考える。
- 「普通」になることを目指さず、ADHDの特徴を活かして「自分らしく」生きることを目指す。

グループで

自分がどのくらいADHDタイプにあてはまるかとそれに関連するエピソードや感想について、みんなで話し合ってみましょう。

ADHDタイプにとって、なぜ時間管理は難しいのか

❖特徴と対策

☐ いつも締め切りギリギリか、遅れる。

　時間を決めて計画することや時間を意識することへの苦手意識があるのかもしれません。「スケジュールを立ててしまうと、そのとおりにできないときに落ち込むだけだ」などがそうです。

　また、計画を立ててはいるものの、目標時間から逆算していなかったり、準備にかかる時間の見積もりが間違っているのかもしれませんし、準備している途中に他のものに気を取られている（集中力の問題）のかもしれません。

> **対策**
> - 時間を見積もる　→ p.50 へ
> - やるべきことを忘れずにこなす方法　→ p.66 へ
> - あとまわし癖を克服する方法　→ p.120 へ
> - 集中できる環境を整える　→ p.102 へ

☐ 約束の日時を忘れる。

　スケジュール帳や、スマートフォンなどのスケジュール機能のある機器で、スケジュールを管理することをあきらめていませんか。ADHDの人は時計を気にしたり、スケジュールを立てたりすることに苦手意識をもっているといわれています。スケジュールを覚えておくことに費やすエネルギーは想像以上に膨大です。頭だけで覚えておこうとせずに、何でもスケジュール帳に書き出して「見える化」しておくことが大事です。

> **対策**
> - スケジュール帳を使った時間管理　→ p.24 へ
> - やるべきことを忘れずにこなす方法　→ p.66 へ

☐　寝るのが遅くなるなど生活のリズムで悩んでいる。

　日中を計画的に過ごせないまま、なんだか1日をムダにしてしまうことはありませんか。そんな日は、夜になってやるべきことをバタバタと片づけだして、気がつくと夜中。やっと自分の好きなことができる時間が訪れたのに、寝たくなんてない、という気持ちなのかもしれません。

　また、寝る直前までパソコンやテレビ、スマートフォンや携帯電話を使っているなど、活動をしすぎているのかもしれません。

対策
- 夜更かしをやめる方法　→ p.34 へ
- 面倒なことに重い腰を上げる方法　→ p.100 へ
- あとまわし癖を克服する方法　→ p.120 へ

☐　やることが多すぎるとパニックになる。

　ADHDタイプはもともと集中を持続することが難しいのです。

　いくつかやることがあると、1つのことをしている間にも、他のことが気になって、結局どれも中途半端になることが多いようです。

　また、ADHDの人の脳は、順序立てるという実行機能という脳の働きが障害されていることがわかっています。

　つまり、いくつかのやることに優先順位をつけて、どれから取り組めばよいか計画を立てることが苦手であるため、圧倒されてパニックになるというのです。

対策
- やるべきことを忘れずにこなす方法　→ p.66 へ
- 面倒なことに重い腰を上げる方法　→ p.100 へ
- 優先順位づけをする　→ p.92 へ

☐　やらなくてはならないことになかなか重い腰が上がらない。

　ADHDタイプにとって、興味のない目新しさがない退屈な物事に取り組むことはとても難しいことです。これは脳の報酬系と呼ばれる部分に特徴があるため＊、やる気の出し方にコツがいるのです。

　また、一旦やる気になっても集中力が続かず中途半端に終わることが多く、また同じように失敗するのではないかと考えるとなお、重い腰を上げられなくなるようです。

- 面倒なことに重い腰を上げる方法　→p.100へ

☐　目先の利益を優先して、やるべきことを投げ出してしまう。

　時間的にすぐに手に入らないものに対して、魅力を感じにくく、そのためやる気が続かないことが原因といわれています。

　専門的な言葉でいうと、報酬が遅れることに対して、価値を急激に下げて見積もる（報酬遅延勾配が急＊）という脳の報酬系の特徴が関係しているといわれています。

- 面倒なことに重い腰を上げる方法　→p.100へ

＊ p.148の巻末付録「コツコツ取り組むことが苦手な理由：報酬遅延勾配」を参照。

4　1日の時間管理をふりかえる

これまでにどのように時間管理をしていたのかをふりかえってみましょう。

朝準備編	たいていできる	時々できる	ほとんどできない	自分のやり方
例 決まった時間に起きる		✓		母に起こしてもらっている。
例 朝食を準備する	✓			シリアルバー買い置き作戦。
①決まった時間に起きる				
②時間までに身支度する				
③持っていくものを揃える				
④朝食				
⑤その日の天気に応じた雨具や洗濯物などの準備				
⑥朝食の後片づけ				
⑦決まった時間までに家を出る				
⑧その他　朝すること（ペット、植物、子どもの世話など）				

朝準備編の満足度　＿＿＿＿＿点（0が全く満足していない、100が大満足としたら）

日中編	たいてい できる	時々 できる	ほとんど できない	自分のやり方
例 人との約束の時間や、仕事の予定などを覚えておく		✓		しっかり者の友達に覚えてもらっていた。
① 人との約束の時間や、仕事の予定などを覚えておく				
② 1日のスケジュールをだいたい立ててから動く				
③ やらなければならない用事を忘れずこなす				
④ 一度にたくさんのやらなければならないことが押し寄せてきても、優先順位をつけてこなす				
⑤ 気乗りしないことに重い腰を上げて取り組む				
⑥ 締め切りのある仕事や用事に、間に合うように仕上げる				

日中編の満足度 ＿＿＿＿＿**点** （0が全く満足していない、100が大満足としたら）

第1章 ADHDタイプが時間に追われる理由を知ろう

夕方〜夜編	たいていできる	時々できる	ほとんどできない	自分のやり方
①郵便物の整理				
②夕食の準備				
③入浴				
④洗濯				
⑤部屋の片づけ				
⑥明日の準備				
⑦夜更かしせず健康を保つことのできる時間に寝る				

夕方〜夜編の満足度 _____点（0が全く満足していない、100が大満足としたら）

1日の流れの中で、自分の時間管理についてふりかえってもらいました。

　こうすると、1日の中でもどの時間帯がうまくいっているのか（もしくは困っているのか）、どういう種類の活動に対しては時間管理が得意なのか、知らず知らずのうちに使っていた自分なりの時間管理の必勝法が見えてきたはずです。気づいたことを下にメモしておきましょう。

　すでにできている時間管理の方法については、そのままでいきましょう。

　困っていること、苦手な種類の時間管理については本書で学んで身につけていきましょう。

メモ

ワーク なりたい自分を描く：目標設定 (p.16〜23)

目標を具体的に設定することは成功の鍵です。**約2カ月後**に時間管理がうまくなったら、どんな生活をしていたいですか？ 朝、日中、夕方〜夜（寝るまで）の3つの時間帯に分けて、記入していきましょう。

❖ 朝準備編

記入例

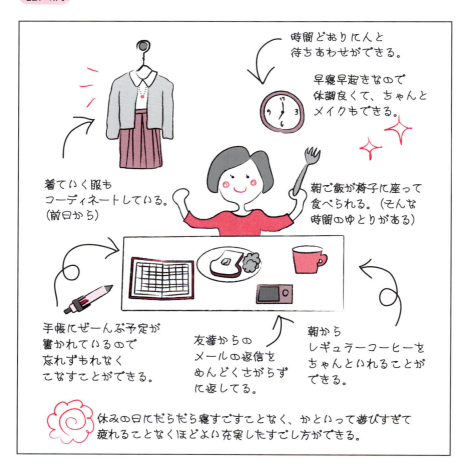

記入例のようにイラストにしてもよいですし、文字だけ箇条書きにしてもよいですよ。

▼2カ月後のあなた：朝準備編

※書いた目標は、スマートフォンや携帯電話のカメラで撮影して待ち受け画面にするなどして、いつも見えるようにしておきます。

❖ 日中編

記入例

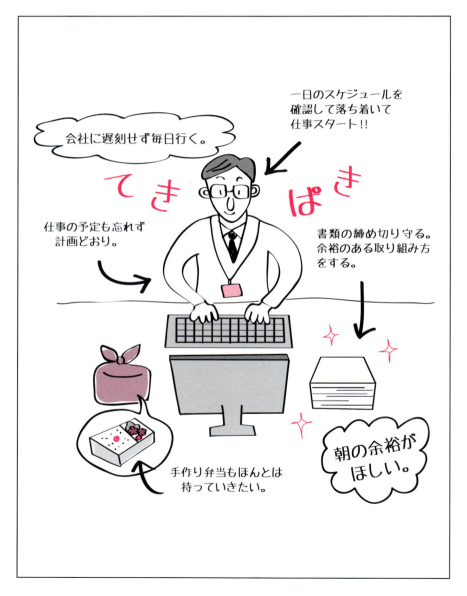

記入例のようにイラストにしてもよいですし、文字だけ箇条書きにしてもよいですよ。

▼2カ月後のあなた：日中編

※書いた目標は、スマートフォンや携帯電話のカメラで撮影して待ち受け画面にするなどして、いつも見えるようにしておきます。

❖ 夕方〜夜編

記入例

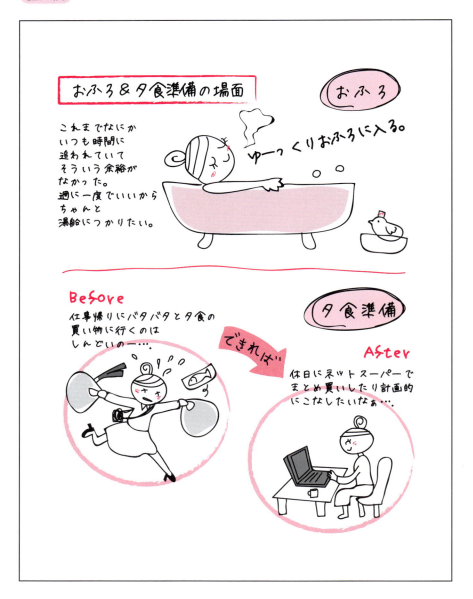

記入例のようにイラストにしてもよいですし、文字だけ箇条書きにしてもよいですよ。

▼2カ月後のあなた：夕方〜夜編

※書いた目標は、スマートフォンや携帯電話のカメラで撮影して待ち受け画面にするなどして、いつも見えるようにしておきます。

参加者の例　なりたい自分：朝準備編

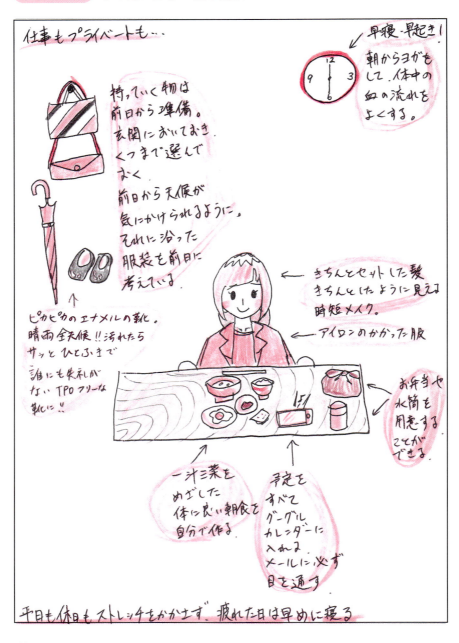

参加者の例　なりたい自分：夕方〜夜編

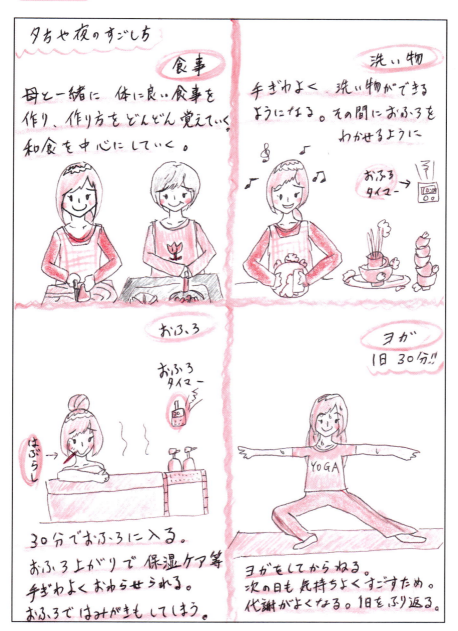

5 時間管理に必要なスケジュール帳

時間管理にスケジュール帳を使います。ぜひ買いそろえてください。

❖こんなスケジュール帳を用意しましょう

1. 週間スケジュールがバーチカルタイプ（p.26参照）のもの
時間軸の目盛りがあり、空き時間が一目でわかります。

2. サイドに横4cm×縦10cmほどの余白があるもの
To-Doリストとやりたいことリストを書くスペースがあるものにします。

3. おすすめのサイズはA5以下のもの
よく使うバッグに入る大きさにします。A5サイズまでがよいでしょう。あまり大きいと予定をたくさん書けるためオーバーワークになりがちです。

4. 日付の入ったもの
毎月スケジュール帳に自分で日付を書き込むのは面倒だし、書き間違いというリスクがありますので、あらかじめ日付が入ったものにします。

❖スケジュール帳とうまくつきあう秘訣

1. 自分を飽きさせない
好みのデザインのスケジュール帳カバーや、付箋、シール、ポケット、ペンホルダーなど自分が飽きずにわくわく取り組める工夫をします。

2. 3色ペンをセットする
赤・黒・青の3色ペンを用意します。スケジュール帳にペンホルダーをつけるなどしてセットで持ち歩き、失くさない工夫をします。書き損じの多い方にはフリクションペン（文字が消せるボールペン）がおすすめです。

3. 常に持ち歩く

服のポケットに入れたり、ウエストポーチやボディバッグなどを活用したりして、スケジュール帳を常に持ち歩くようにします。

- あなたのスケジュール帳を持ち歩く方法

---

4. 一本化する

ノート、メモ、裏紙などにバラバラにメモするのではなく、すべての情報をスケジュール帳に集めます。日時を約束したメールの内容もすぐにスケジュール帳へ転記します。

5. スケジュール帳タイムの設定

毎日2回はスケジュール帳を見るようにします（スケジュール帳を見る時間＝スケジュール帳タイム）。

スケジュール帳タイムは、コーヒータイム、寝る前、移動中、待ち時間などすでにある固定化されたスケジュールをペアにしておくと習慣化されやすいでしょう。

スケジュール帳で1週間分の計画を立てる時間を週に一度15分間もちます。

あなたはいつスケジュール帳を見ますか。1日2回見るのが目安です。

- あなたのスケジュール帳タイム
  (時刻)＿＿：＿＿と＿＿：＿＿。
  ペアにする活動　例　コーヒーを飲むときに
  ＿＿＿＿＿＿＿＿＿＿＿＿＿＿
  1週間分の計画を立てるのは＿＿曜日の＿＿：＿＿頃。

どんなスケジュール帳がいいのか

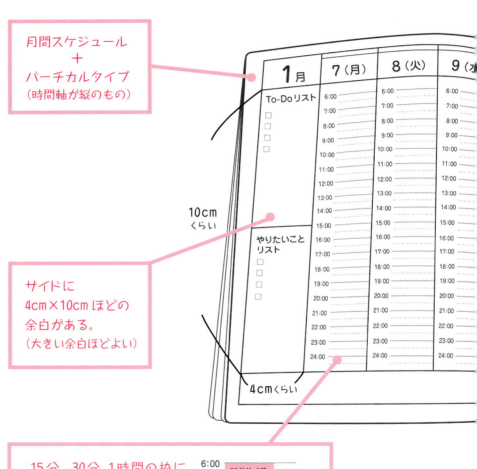

月間スケジュール
＋
バーチカルタイプ
（時間軸が縦のもの）

サイドに
4cm×10cmほどの
余白がある。
（大きい余白ほどよい）

15分、30分、1時間の枠に
ぴったり収まる縦幅の
付箋があると便利。
（使い方はp.91で解説）

日付と曜日、祝日などは最初から入っているものを使う。

本書と同じA5サイズまでがハンドバッグに入れて持ち歩きやすい。

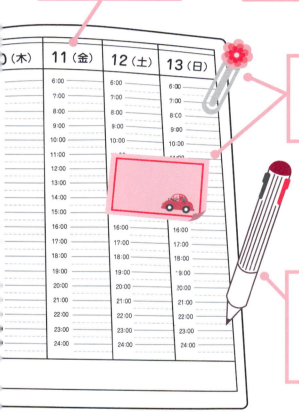

ペンホルダー、クリップ、付箋やシールなどわくわくするスケジュール帳関連グッズ

3色ペンを買う。
赤・黒・青の3色のフリクションペン
（書き損じても消せるもの）
を買います。

注意
字の大きい方、とにかくなんでも情報を管理したい方はA4など大きいサイズからチャレンジしてみましょう。ただし、持ち歩くのを忘れずに！

第1章　ADHDタイプが時間に追われる理由を知ろう

❖ぴったりのスケジュール帳を見つける秘訣

①実際に手に取ってみる
　紙の質感や色、罫線の太さや濃さや間隔、カバーの質感や大きさや重み、ページの開き具合など実際に手に取ると、しっくりくるものがわかります。

②土日均等タイプがあればなおよし
　多くのバーチカルタイプのスケジュール帳では、土日の欄が狭くなっています。これでは、時間の長さが一目でわかりにくくなります。できれば土日の幅も、月曜～金曜と同じ幅のもの（土日均等割）にします。

③機能いろいろ
　目標達成のためのもの、家族全員の予定を把握できるもの、月の満ち欠けのわかるものなどなど、機能別のものも多く出ています。ピンとくるものを探してみましょう。

④自分流にアレンジする
　カバーを変えてみたり、ペンホルダーやマグネットしおりをつけてみたり、好みの付箋やシールを使ってみたり、ページが開かないように固定するバンドでコーディネートするのもよいでしょう。スケジュール帳売り場の近くに関連商品がたくさんあります。また、100円ショップに行けば、手芸用やラッピング用、ネイル用などのデコレーションシールやステッカーがたくさんあります。カバーに貼り付けると、簡単にオリジナルのものができますよ。

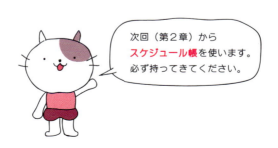

次回（第2章）から**スケジュール帳**を使います。必ず持ってきてください。

宿題① スケジュール帳を購入する

❀**あなたにぴったりなスケジュール帳を探す計画**

- いつ買いますか。
  例　5月10日（水）11：00 〜 12：00

  ＿＿月＿＿日（＿＿）＿＿：＿＿ 〜 ＿＿：＿＿

- どこで買いますか。
  例　○○百貨店の5F 文具売り場

  ＿＿＿＿＿＿＿＿＿＿＿＿＿＿＿＿＿＿＿＿＿＿＿＿＿

- どのタイプのスケジュール帳にしますか。あてはまるものに○をつけましょう。
  ・月間スケジュールのみのもの
  ・月間　＋　週間スケジュールのもの
  ・デザインなどに応じてどちらのタイプにするか決める

- 予算はいくらにしますか。＿＿＿＿＿＿＿＿＿＿＿＿＿＿円まで

- 大きさはどのくらいにしますか？　あなたが最もよく持ち歩くバッグを持っていき、実際に入るか確かめてみることをおすすめします。

  ＿＿＿＿＿＿＿＿＿＿＿＿＿＿＿＿＿＿＿＿＿＿＿＿＿

- 飽きずにスケジュール帳を使い続けるためのグッズ（付箋やシールなど）も探してみましょう。

- スケジュール帳を買う日時を忘れないよう、スマートフォンや携帯電話のアラーム機能を設定しましょう。①前日の夜、②当日の朝、③買う予定の日時と、3回設定します。

  今すぐ設定しましょう。
  　　　　　　　　　　　しましたか？　………………　はい・いいえ

宿題② 睡眠記録をつける

次章では睡眠について学びます。それまでに1週間あなたの睡眠について記録してきてください。

	布団に入った時刻	寝た時刻	起きた時刻	満足度
例10/3(木)	22:50	24:00	7:00	☹
例10/4(金)	23:10	23:30	7:00	☺
	:	:	:	
	:	:	:	
	:	:	:	
	:	:	:	
	:	:	:	
	:	:	:	
	:	:	:	

❖睡眠アプリのススメ

　睡眠を記録してくれるスマートフォンのアプリケーション（アプリ）を活用するのがおすすめです。
　ツールを使えば飽きずに楽しみながら睡眠をチェックできるでしょう。

- **iPhone** をお使いの方には、**Sleep Meister – 睡眠サイクルアラーム**がおすすめです。

　このアプリは、寝る前に枕元に置いてスタートボタンを押しておけば、睡眠中の身体の動きを感知して睡眠分析をしてくれます。
　結果は左のグラフのように、レム睡眠とノンレム睡眠で表されます。起床時刻を設定しておけば、睡眠の浅いレム睡眠のときを狙ってアプリがアラームで起こしてくれるという優れものです。
　睡眠時間に加えて、寝つくまでの時間、運動やカフェイン摂取などのデータを管理することもできます。

- **Android** をお使いの方には、**Sleep better** という無料アプリがあり、似た機能をもっていておすすめです。

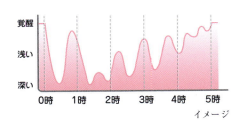

イメージ

睡眠データ
就床時刻　23:55
入眠時刻　0:04
鳴動時刻　5:03
起床時間　5:13
総就床時間　5時間17分40秒
総睡眠時間　4時間56分40秒
総覚醒時間　21分00秒
入眠潜時　8分30秒
中途覚醒　0
スヌーズ　1
睡眠効率　93.4%

イメージ

第1章で学んだことのまとめ

・時間管理におすすめのスケジュール帳はバーチカルタイプ
・スケジュール帳に予定を書くために3色ペンを用意する
・スケジュール帳をいつでもどこにでも持ち歩き、予定が入ったときにその場ですぐに書き入れる
・スケジュール帳タイムを決める

第1章の宿題

宿題①　スケジュール帳を購入する (p.29)

宿題②　睡眠記録をつける (p.30)

睡眠記録をつけるためにアプリを使用する方は、いつインストールするかも決めておきましょう。

宿題を確実にこなすための事前準備
　□（必要な場合）睡眠アプリをインストールする
　□宿題をし終えたあとのごほうびを決める　_____

⚠ 次章で必要なもの

次回必要なものを必ず持ってきてください（次のページ参照）。

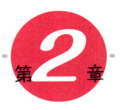

第2章

夜更かしをやめる／やる気を出す方法を学ぶ

> **アジェンダ**
>
> **①** 夜更かしをやめる方法
> **宿題①**：夜更かしをやめてぐっすり眠る
> **②** やる気を出す方法を学ぶ
> **ワーク**：やりたいことリストを作る
> タイムログをとる
> **宿題②**：朝準備のタイムログをとる

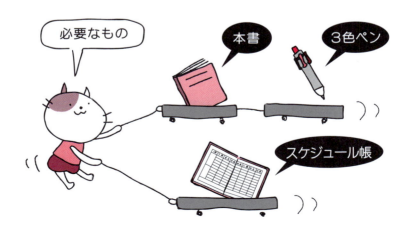

新しいスケジュール帳を手に入れましたか？
いよいよスタートします。

夜更かしをやめることができれば、ぐっすり眠ることができて、翌朝すっきりと目覚めることができるでしょう。そうすれば、焦らず決められた時間までにゆとりをもって仕度することができ、用事に間に合います。そう、わかってはいるけれどなかなかやめられないのが夜更かしなのです。ADHDタイプにとって、生活リズムは重大な問題なのです。これを改善すれば身体も心もすっきり。

また、面倒なことを溜め込んでいると、うつや不安といった二次的な問題を引き起こすことがわかっています。ここではやる気を出す方法を学びます。

1 夜更かしをやめる方法

> **Aさんの例**
>
> Aさんは、夜にネットショッピングすることにはまっています。ついつい夢中になって、気づけば夜中の2時、3時……。翌日はなかなか起きることができず、自己嫌悪に陥ります。頭では早寝早起きがいいとわかっているけれど、なかなかうまくいきません。

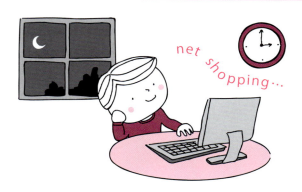

❖夜更かしをする原因と対処法

	原　因	対処法
①無計画型1	日中計画性のない過ごし方をしてしまい、夜になって、慌ててやるべきことに追われてしまう。	やるべきことを先延ばしせずにとりかかる。
②無計画型2	やっとやるべきことを終わったが、まだやりたいことが終わっていないので、もう少し起きていたい。	
③没頭しすぎ型	ネットやテレビ、ゲーム、読書など、夢中で面白くてやめられないことがある。	時間を見る。 夢中になりそうな活動の前に、その活動を終えたい時刻にタイマーをかけておく。 遅寝のデメリットを思い出してその結果をイメージする。
④現実逃避型	翌日に苦手なこと、気の重くなる用事があって、明日を迎えたくないので、なんとなく夜更かしして現実逃避している。	避けていた問題に向き合う。
⑤過活動型	1日に多くの活動を欲張って入れている。	スケジュール帳の時間軸に入る分だけの活動量に減らす。

🔸グループで

夜更かしなど生活リズムで困っていることがあれば話し合ってみましょう。すでに早寝早起きができている方は、その秘訣について話してみてください。

❖夜更かしのメリット・デメリット分析

　夜更かしすることで得られるメリットと、デメリットを箇条書きにしてみましょう。あえて書いて「見える化」することで、新たな発見が生まれます。

Aさんの夜更かしの	
メリット	デメリット
• ネットショッピングが楽しい • 自由な気分が味わえる • 恋人と会えないさみしさを埋めることができる • 仕事のミスを忘れることができる	• 翌朝起きるのがつらい • 翌日仕事に集中できない • 体調が悪くなる

あなたの夜更かしの	
メリット	デメリット

参加者の夜更かしのメリットの例

- 自分ひとりの自由な時間を過ごすことができる。
- 別の世界に現実逃避できる。
- 「妻」や「母」の役割から、ひとりの大人の女性になることができる。

❖早く寝るための対処法の例

とりいれたいものにチェック✓をつけましょう。

- ☐ 就寝1時間前からはテレビ、スマートフォンや携帯電話、パソコンなどを見ない。
- ☐ 目標就寝時間の15分前にアラームをかける。そうすることで、ネットなどに夢中になって時計を見るのを忘れていても、「そろそろ寝る時間だったな」と我に返ることができる。
- ☐ ストレッチなどリラックスできることをする。
- ☐ ベッドの中でテレビ、スマートフォンや携帯電話を見るなど、寝ること以外の活動をしない。
- ☐ カフェインの入った飲みものの摂取を控える。
- ☐ 寝る前にスケジュール帳タイムをとってふりかえる（p.25 参照）。
- ☐ 心配事について考えるより、今日1日のよかったこと、成し遂げたことをふりかえり、自分を褒める。
- ☐ 昼寝を減らす。
- ☐ 日中の運動量が少ない場合には、好きなものを歩いて買いに行くなど、楽しめる活動で体を動かす。
- ☐ やりたいことがたくさんある場合には、次の日の朝に回す。それを楽しみに早く起きられるかもしれません。

その他に思いつくものがあれば書きましょう。

....

....

....

....

❖あなたが早く寝るための対処法

　習慣になるまでは、忘れないようにスケジュール帳の寝る時間の欄に、あなたが取り組む対処法をメモしておきましょう。特に時計を見るのを忘れがちな方は、就寝時間15分前に毎日アラームを設定しておくと効果的です。
　下の「睡眠のまとめ」の記入欄にも、あなたが今日から取り組む早く寝るための対処法をメモしておきましょう。

- あなたが今日から取り組む早く寝るための対処法

　　例　　午後5時以降はコーヒーを控えて、布団にスマホをもちこまない。

睡眠のまとめ

自分にちょうど良い睡眠時間は約　　　時間

だいたい　　　時に寝て

　　　時に起きるのがベスト

宿題① 夜更かしをやめてぐっすり眠る

新しいスケジュール帳に寝た時刻と起きた時刻を記入してみましょう。p.35〜38で学んだ方法を活かして夜更かしをやめてぐっすり眠る1週間を体験してきてください。

第2章 夜更かしをやめる／やる気を出す方法を学ぶ

記入例

3（木）	4（金）
6:00	6:00 ↓
7:00	7:00
8:00	8:00
9:00	9:00
10:00	10:00
11:00	11:00
12:00	12:00
13:00	13:00
14:00	14:00
15:00	15:00
16:00	16:00
17:00	17:00
18:00	18:00
19:00	19:00
20:00	20:00
21:00	21:00
22:00	22:00
23:00 ↑寝る	23:00
24:00	24:00 ↑寝る

> スケジュール帳の準備がまだの方は、こちらに記入してください。

	寝た時刻	起きた時刻
例 10/3（木）	22:30	6:30
	:	:
	:	:
	:	:
	:	:
	:	:
	:	:
	:	:
	:	:

2 やる気を出す方法を学ぶ

　ADHDタイプにとって、興味のないことにとりかかることは、人一倍気が重いことです。やる気を出すために、自分へのごほうびを設定する習慣をつけましょう（自己報酬マネジメントといいます）。

❖報酬の視覚化の例

- あんなふうになれたらいいと思う有名人の写真を壁に貼っておく。「5キロのダイエットに成功したらこうなれる（＝報酬）」
- 欲しいものの写真画像をスマートフォンや携帯電話の待ち受け画面にする。「面倒な庭の草取りをがんばったらこのバッグが買える（＝報酬）」

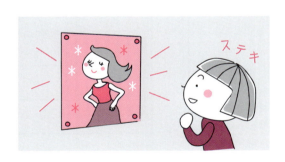

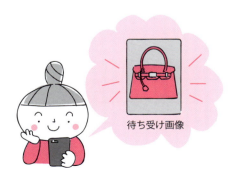

ワーク やりたいことリストを作る (p.41〜43)

　ごほうびになりそうな活動や、欲しいものについて、スケジュール帳のやりたいことリストに書き出しておきましょう。

　やりたくないことをこなした自分へのごほうびとして活用することもできますし、やりたくないことを途中で投げ出したくなったときに、そのごほうびを思い浮かべたり、実際にごほうびの写真やイメージ図を見ることでやる気を継続させることができます。

やりたいことリストを作るポイント

- **ごほうびに罪悪感をもたない**

　「自分にはこんな高価なものもったいない」とか「これができたくらいでごほうびなんて甘えている」という考えを捨てましょう。もったいないなんて思わずに、世界で一番自分を大切にしてあげましょう。

- **すでにやりたいことはやりつくしているとき**

　すでに、毎日の生活の中にふんだんにごほうびがある人もいます。この場合、あえてごほうびを制限して「食器を洗ったらテレビ60分」のようにやりたくないことを成し遂げたときにのみ、自分にごほうびを与えるようにします。すっきりした達成感と共に味わうテレビの時間は以前より格別なごほうびになることでしょう。

- **やりたいことが浮かばないとき**

　特に欲しいものもないし、お金も趣味もないし……などとなかなかやりたいことが思い浮かばないかもしれません。何をしているときに、自分が楽しさ、ワクワクを感じているかに目を向けてみましょう。やらなければならないことが手つかずで山のようにあるため、何をしていても楽しめないという場合、第4章のTo-Doリストの作り方や、第7章のあとまわし癖の克服に取り組むのが先決です。

❀やりたいことリストをスケジュール帳につける

> **手順** 👉
> 1. スケジュール帳の余白に、「やりたいことリスト」欄を作ります。
> 2. やりたいことリスト欄に、純粋に「ワクワク」する活動、会いたい人、欲しいものを青ペンで書き出してみましょう（下の記入例参照）。
> 3. 頭に□のチェックボックス、文末にカッコ（　）をつけます。
>   （　）の中には、実際にそのやりたいことや欲しいものを手に入れる日を書きます。面倒な用事をすませる予定の直後に入れるようにします。例えば、面倒な書類作成のあとに、大好きなアイスを食べるといった具合です。□には実行したときに✓を入れて達成感を味わいます。
> 4. 実行予定日を週間スケジュールに書き込みます（右の記入例参照）。

まずは、スケジュール帳を、決めた「スケジュール帳タイム」に開くことができたら、1つごほうびを設定！　毎日スケジュール帳をチェックする習慣がつきます。

やりたいことリストの例

やりたいことリスト

- □ いつもより高いコーヒーを飲む
- □ 評判の良いレストランへ行く
- □ マッサージを受けに行く
- □ 美容室に行く
- □ 友達に会う
- □ 新しい服を買う
- □ YouTube を見る

やりたいことリスト

- □ ゲームをする
- □ SNS をする
- □ ネットサーフィンをする
- □ ドラマを観る
- □ 読書

> スケジュール帳の記入例

1月	7(月)	8(火)	9(水)
To-Doリスト ☐ ☐ ☐ ☐ ☐ ☐	6:00 7:00 ↑パックをする 8:00 ↓ 9:00 10:00 11:00 12:00 13:00 14:00 15:00 16:00 17:00 18:00 19:00 20:00 21:00 22:00 23:00 24:00	6:00 7:00 8:00 9:00 10:00 11:00 12:00 13:00 14:00 15:00 16:00 17:00 18:00 19:00 ↑友達とカフェ 20:00 ↓ 21:00 22:00 ちょっといいアイス 23:00 24:00	6:00 7:00 8:00 9:00 10:00 11:00 12:00 13:00 14:00 ↑新しい 15:00 ↓傘を買う 16:00 17:00 18:00 19:00 20:00 21:00 22:00 23:00 24:00
やりたいこと リスト ☐ 友達とカフェへ (1/8) ☐ 新しい傘を買う (1/9) ☐ ちょっといい 　アイスを食べる (1/8) ☐ パックをする (1/7) ☐ ☐			

※上の「記入例」では、やりたいことリストとスケジュールの対応がわかりやすいように移動を示す矢印をつけていますが、実際には必要ありません。

第2章 夜更かしをやめる／やる気を出す方法を学ぶ

タイムログをとる

「タイムログをとる」とは、それぞれの作業に実際にかかった時間を計測して記録することです。次の章で「時間を見積もる」課題に取り組むのに備えて、タイムログのとり方を説明します。p.46に朝準備のタイムログをとってくる宿題がありますので、次の手順で行ってください。

❖タイムログをとるためのアプリを使う

ここでは、スマートフォンのストップウォッチ機能を使います。

※たいていのスマートフォンには「時計」アプリが標準でインストールされており、ストップウォッチ機能がついています。スマートフォンを持っていない人はストップウォッチを買って計測するか、時計を見ながら計測してください。

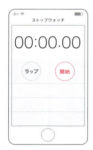

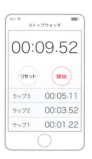

イメージ

手順 👉

1. 朝起きてから外出の準備ができるまでの「朝準備項目」を実行する順にリストアップします（記入例と記入欄はp.46、47にあります）。
   ※以下の2〜5はスマートフォンの操作です。
2. 最初の項目を始めるときに「開始」ボタンを押します。
3. 次の項目に移るときに「ラップ」ボタンを押します。
4. その次の項目に移るときに再び「ラップ」ボタンを押します。「ラップ」ボタンを押すことにより「ラップ1」「ラップ2」「ラップ3」……と各準備項目について、所要時間がたまっていきます。
5. 最後の項目が終わったら「停止」ボタンを押します。
6. 上記の1でリストアップした項目ごとにかかった時間を記入します。

❖タイムログをラクにとる秘訣

　ただでさえ忙しい朝に、ひとつずつ朝準備のタイムログをとるのは至難の業。そこで、タイムログをとりやすくするためのコツについて、お伝えします。

①部屋ごとに計測する

　洗面所では、顔を洗いメイクやひげそりをして、ヘアセットをする。寝室では布団を整えて、着替えをして、カーテンを開ける。台所では朝ごはんを作る。リビングでは朝ごはんを食べる……このように、部屋ごとに一連の朝準備項目が連なっている場合、洗面所では 20 分。寝室では 10 分。台所では 15 分……のように部屋ごとに所要時間を計測します。1 項目ずつの計測が難しい場合、これでずいぶんハードルが下がるはずです。

　この方法で計測してみると、いかに自分が部屋のあちこちに物を散乱させていて、朝からあちこち無駄に動き回っているかを把握することもできます。その場合には、p.60 のステップアップ課題「物の配置を考える」に取り組んでみましょう（夕方用は p.78）。

②項目をあらかじめまとめて、ざっくり計測する

　朝準備項目が細かすぎて、10 以上になった場合は、まとめてみましょう。例えば、身支度項目（洗顔、ひげそり、メイク、ヘアセット）、朝食項目（朝食準備、食べる、片づける）、子ども関連項目（子どもの準備物を整える、着替えを促す、弁当作りなど）、環境整備項目（カーテンを開ける、部屋を片づけるなど）といったようにです。

③前の晩から準備する

　前の晩に枕元にストップウォッチかストップウォッチ機能のついたスマートフォンを置いて、朝準備項目と所要時間を記録するページを開いて置いておきます。これで朝起きた瞬間から計測できます。

宿題② 朝準備のタイムログをとる (p.46〜47)

あなたが朝起きてから、家を出るまでにすることは何ですか？　それぞれにかかる時間を計って記録してきてください。

次章でこの記録をもとに、朝の準備をスムーズに行う計画を立てます。面倒でも、きっちりスマートフォンや携帯電話のストップウォッチ機能を使って計ってきてください。

記入例

朝準備項目	かかった時間（分）	
目覚めて布団から出るまで	15	分
カーテンを開ける	1	分
着替え（服選びを含む）	10	分
洗顔	5	分
ひげそりや化粧	10	分
ヘアセット	5	分
朝食準備	15	分
朝食	10	分
朝食の片づけ	5	分
持っていくものの準備	15	分
部屋の片づけ	5	分
歯磨き	5	分

あらかじめ朝準備項目を書き出しておきましょう。
足りない項目については追加してください。

＿＿月＿＿日の朝、実行する

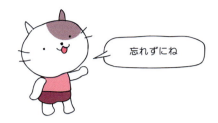

あなたの朝準備のタイムログ

朝準備項目	かかった時間（分）
	分
	分
	分
	分
	分
	分
	分
	分
	分
	分
	分
	分

第2章 夜更かしをやめる／やる気を出す方法を学ぶ

> **第 2 章で学んだことのまとめ**
> ・自分にちょうどいい睡眠時間を確保するため、就寝予定時間の 15 分前にアラームをかける
> ・やりたいことリストとその予定は、スケジュール帳に青字で書く

第 2 章の宿題

宿題① 夜更かしをやめてぐっすり眠る (p.39)

p.38 の早く寝るための対処法を使って、1 週間ぐっすり眠ってきてください。寝た時刻と起きた時刻を p.39 の表に記入してきます。

宿題を確実にこなすための事前準備

☐ 宿題を忘れないために、就寝時間の 15 分前に毎日アラームが鳴るように設定する
☐ 宿題をし終えたあとのごほうびを決める ＿＿＿＿＿＿＿＿＿＿

宿題② 朝準備のタイムログをとる (p.46〜47)

朝起きてから出かける準備ができるまでに、どんな活動をしていますか。

出かける予定のない方は、朝に終えてしまいたい定番の一区切り（朝食の片づけや部屋の掃除、洗濯物干しなどがそうです）がどこまでかで考えます。

それぞれに何分かかるのかをストップウォッチで計ります。

宿題を確実にこなすための事前準備

☐ 朝準備項目を書き出す日時を決める：
　＿＿月＿＿日（＿＿）＿＿：＿＿〜＿＿：＿＿
☐ スケジュール帳に記入する
☐ 朝準備のタイムログをとる日を決める　＿＿月＿＿日（＿＿）
☐ 宿題をし終えたあとのごほうびを決める　＿＿＿＿＿＿＿＿＿＿

⚠ 次章で必要なもの

次回必要なものを必ず持ってきてください（次のページ参照）。

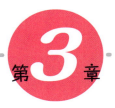

第3章

気持ちのよい朝を過ごそう

アジェンダ

① 時間を見積もる
ワーク：朝準備のタイムログをもとに予定を立てる
宿題①：朝準備の実際を記入する
② 朝準備を楽にするコツ
ワーク：朝準備セットを考える
宿題②：朝準備セットを作る
ステップアップ課題：物の配置を考える①：朝準備用
宿題③：夕方帰宅してから寝るまでのタイムログをとる

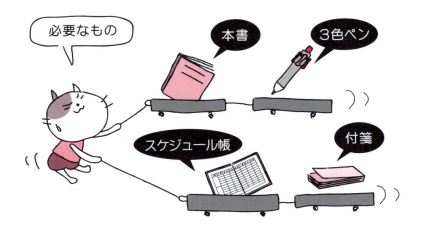

※付箋のサイズは縦幅 7mm くらいのもの。

1日のスタートである朝。

　朝ごはんをしっかり食べて、髪型や服がばっちり決まれば、それだけでよい1日を送ることができると思いませんか。

　この章では、朝起きてから出かけるまで（出かける予定のない方は、朝に終えてしまいたい定番の一区切り、例えば部屋の掃除までや洗濯物干しまでなど）の「朝準備」タイムを管理することで、気持ちのよい朝を過ごすことを目指します。

1　時間を見積もる

> **Bさんの例**
>
> 　ADHDタイプのBさんは、毎朝自分にうんざりしています。髪はボサボサのまま、しわくちゃのシャツを引っぱり出し、メイクもできず、朝食もとらずに家を出ます。そしてすぐに、「あ！　スマホを忘れた」と走って家に取りに帰ります。駅に着くと、「定期券がない！」「財布もない！」。朝からどっと疲れます。

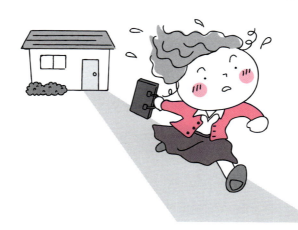

Bさんのような経験はありますか？　1日のスタートである朝が、こんなかんじでは、気分はどんよりですよね。

　朝を気持ちよく過ごすには、いくつかのコツがあるのです。

❖時間を見積もるためにタイムログをとる

　「あなたは朝の身支度に何分かかりますか？」と言われて、すぐに答えられますか？

　「だいたい〇分よ」と答えられれば全く問題ないのですが、「その日ついているテレビの内容によっては、それに気を取られてしまって、まちまちね」とか、「いやー、朝布団から出るまでにぼーっとしたり、だらだらしたりしているから、実際何分で身支度できているかなんて、知らないわ」とか、そんな声もよく聞きます。

　実際に何分かかっているかを計ることで、無理のない朝準備の計画を立てることができます。「急げばなんとかなる！」と精神論で乗り切るのではありません。現実主義になって、実際に何分かかるかを把握したうえで、計画するのです。

　実際に宿題で取り組んだ朝準備のタイムログをもとに、朝の時間管理を学んでいきましょう（タイムログのとり方は、p.44の「タイムログをとる」を参考にしてください）。

時間を見積もるポイント

× 　急げばなんとかなる！（精神論）
○ 　**タイムログをとってデータに基づき計画する**（現実主義）

ワーク 朝準備のタイムログをもとに予定を立てる (p.52〜53)

p.47 の朝準備のタイムログをもとに、朝の予定を立てましょう。

手順 👉

1. 次ページの表の5分ごとに収まるサイズの付箋（縦幅7mm くらい）を用意します。
2. p.47 のタイムログをもとに、朝準備1つにつきかかる時間分の付箋に項目名を書いてください。
3. 次ページの予定時間枠に、各項目の付箋を貼りつけていきます。
4. 時間枠に入らない項目については、他の時間帯に回すか、時間を減らすか、起きる時間を早めるか、項目そのものをやめてしまうかなどして調整しましょう。

※立てた予定が実際うまくいくかどうか確かめることが宿題です。

予定どおりできた項目はチェック☑をつけたり、実行できなかったら×をつけたり、予定より時間がかかった／実行した時刻がずれた場合は延長／移動を示す矢印をつけたりして、自分でわかりやすいように書き込んでください。

6:00
- ☑ 目覚めて布団から出るまで
- ☑ カーテンを開ける　　☑ 洗顔
- ☑ 朝食準備
- ☑ 朝食準備
- ☑ 朝食
- ☑ 朝食

6:30
- ☑ 朝食の片づけ
- ☑ 歯磨き
- ☑ ひげそりや化粧　　☐ ヘアセット
- ☑ 着替え
- ☐ 部屋の片づけ
- ☑ 持っていくものの準備

7:00

宿題① 朝準備の実際を記入する

予定の付箋の上から実際にしたことを赤ペンで記入します。

時間	朝準備項目
	予定
:	
:	
:	
:	
:	
:	
:	
:	
:	
:	

第3章 気持ちのよい朝を過ごそう

2　朝準備を楽にするコツ

朝の準備でバタバタするのには、いくつか原因があります。

❖朝準備のバタバタの原因と対策

あなたの場合はどれにあてはまりますか？

☐　時間を逆算していない。

終了時間から逆算した計画を立てることなしに、「間に合えばいい！」と気持ちだけ焦っています。

> **対策**
> - 終了時間から逆算して活動を組み立てる。
>   **例**　8時に家を出るから7：55までに歯磨きを終えよう。ということは、朝食は片づけを含めて7：20〜7：45だな。

☐　活動をよくばりすぎている。

朝からシャツにアイロンをかけようとか、凝った朝食を作ろうとか、活動を詰め込みすぎてバタバタです。

> **対策**
> ①朝しかできないこと以外は、別の時間帯にずらす。
> ②シリアルなど朝簡単に食べられるものを用意するなどして手抜きする。

□　探しものに追われている。

着ていく服、かばん、鍵、スマートフォンなど朝探しものをしているため、時間がかかるし、せかせかしてしまいます。

> **対策**　①前の晩に用意する。
> 　　　　②朝準備セットを作り、決まった場所に置く。

□　動線にムダが多い。

洗顔フォームとタオルと化粧水・乳液の置き場所がバラバラ……などムダに走り回っています。

> **対策**　①同時に使う物を1カ所にまとめる。

□　他のことに気をとられている。

テレビや、やりかけの趣味のものなど（特に目に入るもの）、朝準備に関係のないことに気をとられて、準備が遅くなってしまいます。

> **対策**　①テレビをやめてラジオにする。
> 　　　　②朝準備に関係のないものは隠して目に入らないようにする。

□　ついつい二度寝する。

起きなければいけないことはわかっていても、眠くてしょうがないんです。

> **対策**　①夜更かしが原因なら、第2章へ。
> 　　　　②朝起きたときに食べるプリンなどごほうびを用意する。
> 　　　　③強力な目覚まし時計を使う。モーニングコールを頼む。

❖朝準備の時短テクニック：参加者の例

①洗面所で使うものはすべてポンプ式に

　ポンプ式にすることで、手に取って蓋を開けて……という手間がなくなります。1分1秒を争う朝準備の時間には、この工夫は便利そうですね。

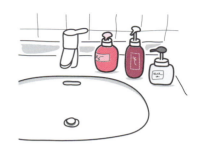

②家族が自立して朝準備をできるようにする

- 夫に食器洗いや洗濯物干しを分担してもらう。
- 子どもが自分で身支度をしやすいセットを作る。
- 子どもに朝準備項目の手順を図示して、自分でさせる。
- 子どもにやることリストを作って動いてもらう（下の図は参加者のお子さんが自分で作った朝と晩のやることリストです）。

朝やることリスト	夜やることリスト
☐ トイレ	☐ ごはん
☐ あいさつ	☐ ギューしてもらう
☐ ごはん	☐ おふろ
☐ はみがき	☐ かみ
☐ きがえ	☐ はみがき
☐ リップ	☐ リップ、クリーム
☐ ランドセル、水とう、ぼうし	☐ トイレ
☐ 行ってきます。行く。	☐ ねる

③洗いものを減らす

鍋やフライパンごと冷蔵庫に収納すれば、温め直しもそのままできますし、保存容器を使わずにすみます。食器をワンプレートにするのもおすすめです。

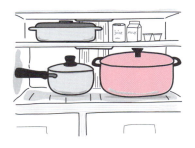

④朝食の定番を、前の晩に準備すれば6分で作れる

朝から焼き魚＋野菜のおかず＋味噌汁の栄養たっぷりの日本の朝ごはん……という理想はいったん置いておきましょう。定番の時短朝食を決めましょう。

- 具入りおにぎり、味噌汁

前の晩にウインナーやツナ、昆布など具の入ったおにぎりを作って冷蔵庫に入れておきます。多めに作った前の晩の味噌汁とセットにすれば、栄養バランスもよい朝食に。翌朝はレンジで温めれば完成です。

他にも、
- ごはんに納豆、卵、海苔をのせたもの
- コーンフレーク
- グラノーラ
- パン と バナナ と 野菜ジュース

も人気でした。

ワーク　朝準備セットを考える　(p.58〜59)

忙しい朝を乗り切るためには、物の配置はとても大切です。同時に使う物は、まとめてかごに入れておきます。

> **セット例**
> - **着るものセット**：服、靴下、アクセサリー、腕時計
> - **髪関連セット**：ブラシ、ドライヤー、ヘアワックス、髪飾り
> - **洗顔セット**：洗顔フォーム、タオル、ヘアバンド、ひげそり
> - **弁当セット**：弁当箱、はし、水筒
> - **持っていくものセット**：スマホ、鍵、定期券、財布、スケジュール帳

あなたにとって必要な朝準備セットを下に書いてみましょう。

あなたの朝準備セット

宿題② 朝準備セットを作る

実際に朝準備セットを作る日時を、スケジュール帳に書き込みましょう。

参加者の例：持っていくものセット

持っていくものを色別クリアケースに入れておくと、ひとまとまりになり失くしにくいですし、中身が見えるので探しやすく、そのまま持っていけます。

鍵やパスケースも失くしやすいので必ずチェーンをつけて、玄関など目につくところにぶらさげておきます。

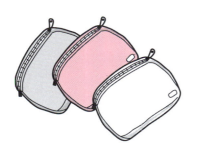

参加者の例：子どもの持ちものセット

子どもが通学に必要なものは、玄関のドアにマグネットで固定しておきます。子どもを見送ったついでに、これまたマグネットで固定しておいたホウキで掃き掃除をします。

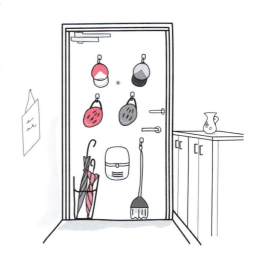

第3章 気持ちのよい朝を過ごそう

ステップアップ課題（余力のある人はやってみよう）

物の配置を考える①：朝準備用 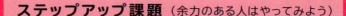(p.60〜61)

各朝準備セットをあなたの部屋のどこに置いておくとよいでしょう。
いつもどこで何をしているか、あるいはどこで何をすると動線にムダがないかを考えることがコツです。
あなたの家の間取り図と、朝準備セットを置いておく場所をイラストで描きましょう。

記入例

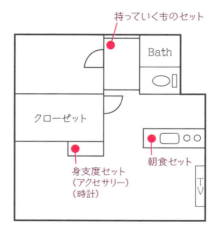

> あなたの家の間取り図と物の配置

> 参加者の例

いつもリビングのソファーで娘さんの髪を結うという主婦の方。「テレビボードの引き出しにヘアゴムなどを収納したら便利でした」。既存概念にとらわれない発想が功を奏しましたね。

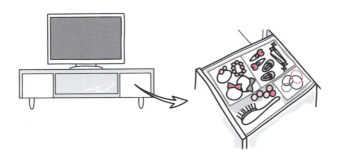

宿題③ 夕方帰宅してから寝るまでのタイムログをとる (p.62〜63)

次回までに、夕方帰宅してから寝るまでにすることに、それぞれどのくらい時間がかかっているのかを計測してきてください。

記入例

帰宅時刻　17：00
布団に入った時刻　23：00

帰宅してから寝るまでにやること	かかった時間（分）	
郵便物チェック・処理	3	分
買い物したものの片づけ	2	分
着替え	5	分
洗濯したものの片づけ	15	分
夕食準備	30	分
夕食	20	分
夕食の片づけ	10	分
入浴	30	分
髪を乾かす・肌のお手入れなど	15	分
部屋の片づけ	5	分
布団の準備	5	分
洗濯	60	分
洗濯物干し	15	分

記入例を参考にして、あなたの「帰宅してから寝るまで」にすることを順に書いて計測しましょう。

　　　　　　　　　　　　　　　　　　　　　　　　月　　　日
　　　　　　　　　　　　　　　帰宅時刻　　　　：
　　　　　　　　　　　　布団に入った時刻　　　：

あなたの帰宅してから寝るまでのタイムログ

帰宅してから寝るまでにやること	かかった時間（分）
	分
	分
	分
	分
	分
	分
	分
	分
	分
	分
	分
	分
	分

第3章　気持ちのよい朝を過ごそう

第3章で学んだことのまとめ

・所要時間を見積もるためには、実際にタイムログをとる
・朝準備セットを用意して時間短縮につなげる

第3章の宿題

宿題①　朝準備の実際を記入する（p.53）
　宿題を確実にこなすための事前準備
　　□実行する朝を決める：＿＿月＿＿日（＿＿）
　　□スケジュール帳の予定日に書き入れる
　　・タイムログをとるためのスマートフォンやタイマー、本書、ペンなどをセットにして置く場所を決める
　　　置く場所＿＿＿＿＿＿＿
　起きてすぐに活動は始まります。前日の夜に上記のものを置いて準備しておきましょう。
　　□（スマートフォンで記録する場合）本書に転記する時間を決める：
　　　時間＿＿＿：＿＿＿
　　□宿題をし終えたあとのごほうびを決める　＿＿＿＿＿＿＿＿＿＿

宿題②　朝準備セットを作る（p.59）
　宿題を確実にこなすための事前準備
　　□実行予定日時を決める　＿＿月＿＿日（＿＿）＿＿：＿＿〜＿＿：＿＿
　　□スケジュール帳に記入する
　　□宿題をし終えたあとのごほうびを決める　＿＿＿＿＿＿＿＿＿＿

宿題③　夕方帰宅してから寝るまでのタイムログをとる（p.62〜63）
　宿題を確実にこなすための事前準備
　　□タイムログをとる日を決める　＿＿月＿＿日（＿＿）
　　□スケジュール帳に記入する
　　□宿題をし終えたあとのごほうびを決める　＿＿＿＿＿＿＿＿＿＿

⚠ 次章で必要なもの

　次回必要なものを必ず持ってきてください（次のページ参照）。

第4章

忙しい夕方のバタバタを乗り切ろう

> **アジェンダ**
>
> **❶** やるべきことを忘れずにこなす
> **ワーク**：夕方の To-Do リストを作る
> To-Do リストの Q&A
> 夕方のバタバタを解消するコツ
> **ワーク**：夕方帰宅してから寝るまでのタイムログをもとに
> 　　　　予定を立てる
> **宿題①**：夕方帰宅してから寝るまでの実際を記入する
> **ステップアップ課題**：物の配置を考える②：夕方用
> **宿題②**：連続3日間のタイムログをとる

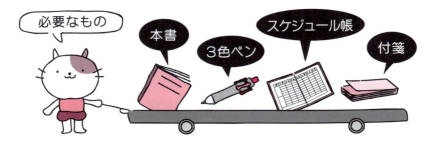

※付箋のサイズは縦幅 7mm くらいのもの。

夕方は誰にとっても忙しいもの！

1日の疲れもたまっていて、イライラはピークに達しています。

夕方をなんとか乗り切れたら、そして少しでも早くリラックスできたら、よい1日の終わりを迎えることができると思いませんか。

この章では、忙しい夕方のバタバタを乗り切ることを目指します。

1 やるべきことを忘れずにこなす

> **Cさんの例**
>
> 主婦Cさんのドタバタな夕方――
>
> 夕飯のための煮物を作りながら、洗濯物をたたみ、子どもの学校の書類を書こうとしていたら書き間違えてしまいました。たたんだ洗濯物につまずいてぐしゃぐしゃに。煮物は気づけば吹きこぼれ、焦げてしまいました。
>
> なんとか布団に入った後に「しまった！　明日は子どもの体操服にゼッケンを縫い付けないといけないんだった！」
>
> こんなふうに、毎日し忘れることが多いんです。

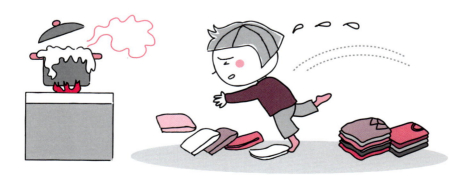

みなさんは夕方のバタバタをどうやって乗り切っていますか？

やるべきことを、効率的にこなせていましたか？　主婦Cさんと同じようにし忘れたことはありませんでしたか？

❖その日にやることを忘れないためのTo-Doリストを作る

手順

1. スケジュール帳を用意します。
2. 朝の決まった時間（スケジュール帳タイム）に、「今日しなければならないこと」をTo-Doリストに赤ペンで、箇条書きにします。文頭に□をつけてください。
3. 1つの項目が終わったら、□にチェックを入れて☑にして、完了の達成感を味わいます。

1月7日のTo-Doリスト
- ☑ ゴミ袋を買う
- □ シャンプーを買う
- □ 銀行振込

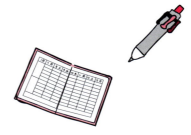

ワーク 夕方のTo-Doリストを作る (p.68〜69)

やることがたくさんありすぎてパニックになるときこそTo-Doリストの出番です！

抱えているやるべきことを、To-Doリストに書き出して外在化する（「見える化」すること）だけで、気持ちが落ち着きます。

主婦Cさんの場合

1月7日のTo-Doリスト
- ☑ ゴミ袋を買う
- ☐ シャンプーを買う
- ☐ 銀行振込

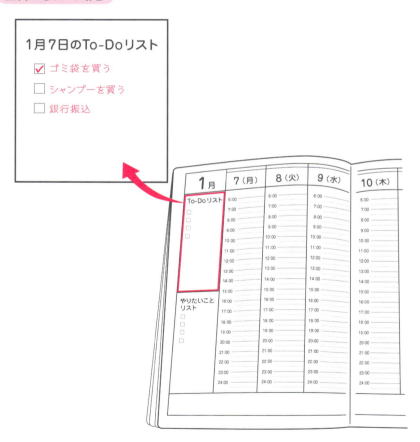

ここには日課以外のやることを書きましょう。

> あなたの場合

```
今日帰宅してから寝るまでのTo-Doリスト
□
□
□
□
□
□
```

> ポイント
>
> ### To-Doリスト活用のポイント
>
> **・小分けにする**
>
> 　1つの□につき、1つの用事を書きます。このとき、用事をなるべく小さな単位に小分けにして書くと、「今どの作業中」ということがわかりやすくなります。
>
> 　また、をたくさんつけられるため、達成感を多く味わえます。
>
> **・持ち歩く**
>
> 　外出の多い人は鞄の中や服のポケットの中など、失くさず常にチェックできるようにして持ち歩きましょう。
>
> 　スマートフォンのアプリなどのTo-Doリスト機能を活用してもよいでしょう。
>
> 　デスクワークの人は、オフィスの机に常に広げておくとか、家にいることの多い人はリビングの食卓など目につきやすいところに広げて置いておくとよいでしょう。

第4章　忙しい夕方のバタバタを乗り切ろう

To-Doリストの Q&A

Q1 締め切りのない用事はどうしたらいいですか？

A 「My 締め切り」を作りましょう。

「いつかしよう」と思っていると、ついついあとまわしになってしまい忘れてしまうことがあります。

自分で締め切りの日時を決めることで、ちゃんとできるようになります。また、ADHDタイプは、「この仕事（用事）が終わったときが終了時間」（用事＞時間）という考え方をしがちですが、結果的にこれでは次のやるべきことの時間が迫ってしまい、時間に追われることになります。そうではなくて、「何時までに終わらせる」（用事＜時間）と終える時間（締め切り）を決めて、その時間に終わるまでの計画を立てて取りかかることが大事です。

　　○の例　　□クリーニング　（10月8日）
　　×の例　　□クリーニング　（そのうち）

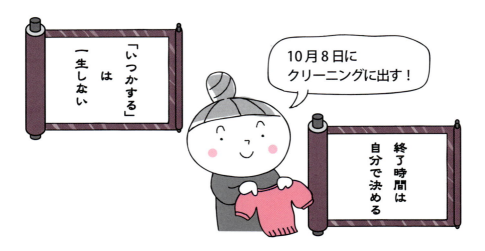

Q2　To-Doリストに文字が入りません。

A　文章ではなく箇条書きにしましょう。

　To-Doリストには、長い文章は入りません。一言で言い切れる名詞の形にして、並べてみてください。

　　○の例　　□クリーニング
　　×の例　　□スーツをクリーニングに出す

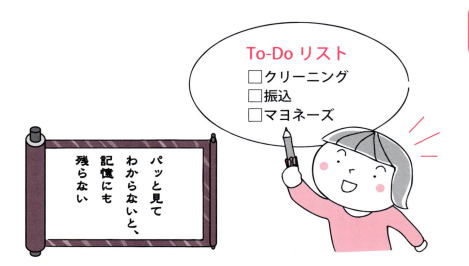

Q3　計画どおりにできません。

A　時間の見積もりが甘いようです。

　「このぐらいのことは5分でできたはずなのに」とか「気合いを入れれば、朝準備は30分でできるはずなのに」などと精神論で計画を立てていませんか。実際に何分でできるのかという現実を直視しましょう。それに基づいて無理のない計画を立てます。

　　　→ p.50を参照　（時間を見積もる）

Q4 やることが多すぎて To-Do リストに入りません。

A1 大きめの付箋を付け足しスペースを拡大しましょう。
A2 次々にやることが押し寄せる状況ならば、優先順位づけをしましょう。
　　→ p.92 を参照（優先順位づけ）

Q5 なぜか締め切りに間に合いません。

A 隠れたステップを見逃していませんか。

　例えば、「送別会の幹事をする」という用事には、いくつものステップ（すること）が隠れています。このステップを見極めて、それぞれ別のやることとしてリストアップすることが成功の秘訣です。

　　×の例　□送別会の幹事
　　○の例　□店探し
　　　　　　□出欠確認の用紙作成
　　　　　　□出欠確認
　　　　　　□送別品の値段や内容の相談
　　　　　　□送別品の買い出し
　　　　　　□店に連絡

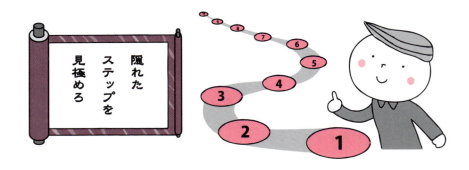

隠れたステップを見極めろ

夕方のバタバタを解消するコツ

①ちょっと一休みは禁物
　夕食の準備などのルーチンワークは、ADHDタイプにとって目新しさがなく、やる気が起きません。家事の前に一休みすると、だらだらしてしまうことに。帰宅後は腰を下ろすことなく家事に取りかかりましょう。

②しばらく放っておけるものを先にスタートさせる
　風呂のお湯はり、電子レンジで温める、野菜などをゆでるお湯をわかす、洗濯機や炊飯器のスイッチを入れるなど、スタートさえさせればあとは自動でやってくれるもののうち、時間のかかるものを最初に行います。

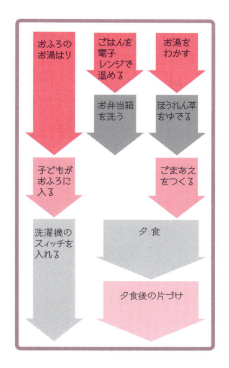

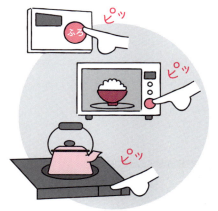

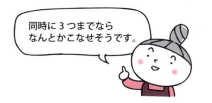

同時に3つまでならなんとかこなせそうです。

③中断すると再開しにくい複雑な作業を夕方に入れない！ 別の時間でじっくり取り組む

　書類書き、裁縫、長くなりそうなメール、仕事など。集中力を要するものは夕方には不向きです。

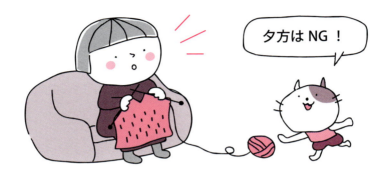

④あとからだと面倒くさくなるものは、すぐにその場で処理する

　郵便物の仕分け、不在配達票の連絡、冷凍食品を冷凍庫にしまうなど。ものの5分で終わるものはその場でしなければ、忘れてしまいます。

> 例　郵便物の仕分けは「一時保管ボックス」などに入れてはいけない。その場で捨てるか捨てないかを決めて処理してしまうこと！

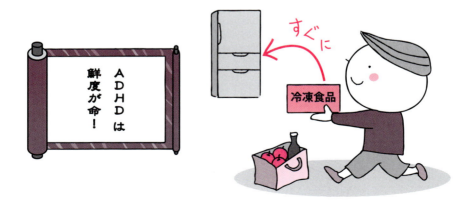

⑤平日の夕食の定番簡単メニューを設定

忙しい夕方に献立を考えて買い物をするのは無理だと心得ましょう。
平日の定番メニューを決めてしまいましょう。

例

平日の夕食の定番メニューの一例

月曜：焼くだけのぎょうざとまとめて作った味噌汁

火曜：スーパー惣菜デー

水曜：トースターで焼くだけのチルドピザ

木曜：電子レンジで温めるだけの冷凍パスタと
　　　冷凍ほうれん草のおひたし

金曜：外食

　包丁がいらないベビーリーフサラダ、まとめ炊きして小分けにした冷凍ごはん、冷凍野菜など便利アイテムを活用して乗り切ります。
　ネットスーパーなどで食材をまとめ買いして買い物の時間を減らすのもよいでしょう。
　人に頼るという選択肢も忘れずに。
　栄養面や安全面でこだわりのある人は、優先順位をよく考えてください。凝った夕食を作るせいで夜遅い食事、夜更かしになることが果たして健康的といえますか？
　忙しい平日に新メニューには挑戦しないこと。休日に楽しんで料理し、作り置きしましょう。

ワーク 夕方帰宅してから寝るまでのタイムログをもとに予定を立てる (p.76〜77)

p.63のタイムログをもとに、時間の使い方を見直しましょう。

手順

1. 次ページの10分ごとに収まるサイズの付箋（縦幅7mmくらい）を用意します。
2. p.63のタイムログをもとに、夕方帰ってから寝るまでの作業の1つにつきかかる時間分の付箋に項目名を書いてください。
3. 次ページの予定表の帰宅してから寝るまでの時間枠に、優先順位の高いものから付箋を貼りつけていきます。
4. 時間枠に入らない項目については、他の時間帯に回すか、時間を減らすか、項目そのものをやめてしまうかなどして調整しましょう。

※立てた予定が実際うまくいくかどうか確かめることが宿題です。

予定どおりできた項目はチェック☑をつけたり、実行できなかったら×をつけたり、予定より時間がかかった／実行した時刻がずれた場合は延長／移動を示す矢印をつけたりして、自分でわかりやすいように書き込んでください。

18:00
- ☑ 郵便物チェック・処理 ／ ☑ 買い物したものの片づけ
- ☑ 着替え ／ ☐ 洗濯物の片づけ
- ☑ 夕食準備
- ☑ 夕食準備
- ☑ 夕食準備
- ☑ 夕食 ／ ☑ 洗濯

20:00
- ☑ 夕食
- ☑ 夕食の片づけ
- ☐ 部屋の片づけ（×） ／ ☑ 布団の準備
- ☐ 入浴 → 入浴
- ☐ 入浴
- ☑ 髪を乾かす・肌のお手入れなど

22:00
- ☑ 洗濯物干し

✄ 宿題① 夕方帰宅してから寝るまでの実際を記入する

予定の付箋の上から実際にしたことを赤ペンで記入します。

帰宅してから寝るまでにやること	
帰宅時刻 （　：　）	予　定
:	
:	
:	
:	
:	
:	
:	
:	
:	
:	

第4章 忙しい夕方のバタバタを乗り切ろう

ステップアップ課題（余力のある人はやってみよう）
物の配置を考える②：夕方用 (p.78〜79)

夕方の動線を考えて物を配置しましょう。
あなたの家の間取り図と、夕方の動線を考えた物の配置をイラストで描きましょう。

記入例

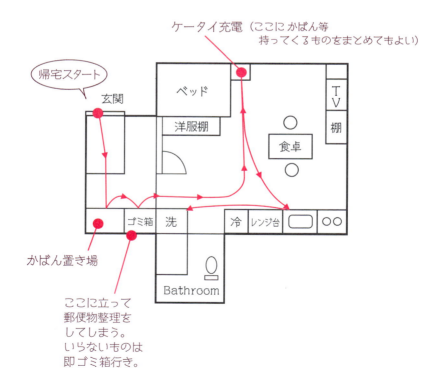

あなたの家の間取り図と物の配置

第4章 忙しい夕方のバタバタを乗り切ろう

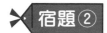 宿題② 連続3日間のタイムログをとる (p.80〜81)

3日間のタイムログをとり、実際どう過ごしたか記入しましょう。

……月……日（……）　　　　　……月……日（……）

時刻			時刻	
5:00			5:00	
6:00			6:00	
7:00			7:00	
8:00			8:00	
9:00			9:00	
10:00			10:00	
11:00			11:00	
12:00			12:00	
13:00			13:00	
14:00			14:00	
15:00			15:00	
16:00			16:00	
17:00			17:00	
18:00			18:00	
19:00			19:00	
20:00			20:00	
21:00			21:00	
22:00			22:00	
23:00			23:00	
24:00			24:00	

........月........日（........）

時刻	
5:00	
6:00	
7:00	
8:00	
9:00	
10:00	
11:00	
12:00	
13:00	
14:00	
15:00	
16:00	
17:00	
18:00	
19:00	
20:00	
21:00	
22:00	
23:00	
24:00	

第4章 忙しい夕方のバタバタを乗り切ろう

第4章で学んだことのまとめ
・To-Do リストとその予定は、スケジュール帳に赤ペンで書く
・To-Do リストには、My 締め切りを設定する

第4章の宿題

宿題①　夕方帰宅してから寝るまでの実際を記入する (p.77)

宿題を確実にこなすための事前準備
- □記録する時間を決める　____：____
- □忘れないようにアラーム設定する
- □宿題をし終えたあとのごほうびを決める　_____

宿題②　連続3日間のタイムログをとる (p.80〜81)

宿題を確実にこなすための事前準備
- □タイムログを測定し、記入する日時を決める
   - 第1日目　____月____日（____）____：____
   - 第2日目　____月____日（____）____：____
   - 第3日目　____月____日（____）____：____
- □スケジュール帳の To-Do リストに記入する
- □宿題をし終えたあとのごほうびを決める　_____

⚠ 次章で必要なもの

次回必要なものを必ず持ってきてください（次のページ参照）。

日中を効率よく過ごそう

> **アジェンダ**
> ① うまくスケジュールを組む
> **ワーク**：明日のスケジュールを組む：1日の時間管理を練習する
> **宿題**：連続3日間の予定と実際を記入する
> ② すきま時間を活用する
> **ワーク**：すきま時間にちょうどよい小さな仕事
> ③ 仕事が多すぎパニックを克服する：優先順位づけ

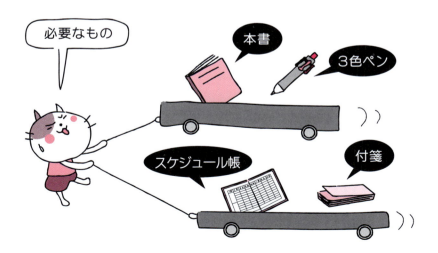

※付箋のサイズは小さめのもの（あなたのスケジュール帳の15分の縦幅）。

人と会う約束の日時を覚えておいたり、その場所まで時間どおりに行ったり、街まで出たついでに忘れずに銀行で振込みをしたり……。もれなく、効率的に用事をこなしていくことができたら、どんなに気持ちいいことでしょう。また、大切な人から信用されることにもつながります。

　この章では、やるべきことに優先順位をつけて、効率的にこなすことを目指します。

1 うまくスケジュールを組む

❖うまくスケジュールを組むコツ

①毎日の決まり仕事は同じ時間に行う

　毎日の決まり仕事は、同じ時間に設定します。

　朝食の準備、片づけ、洗濯、風呂など毎日繰り返す日課は、同じ時間帯に入れるようにします。定期的なパターンを作ることが最もうまくいきます。

②すると決めた一定の時間には、それ以外のことをしない

　家事でも仕事でも、すると決めた一定時間にそれ以外のことをしないようにします。少しのつもりでネットサーフィンをしたりテレビをだらだら観たりして１日を棒にふることになった経験はありませんか？　休憩時間や週末までお預けにしましょう。

③難しいことはやる気のある時間帯にする

　難しそうなことや、大変なことをするのは、最もやる気のある時間帯に設定します。例えば、朝型の人はその時間帯に、会議のあとの方が頭が活発に働く人はそのあとにしましょう。

④やる気のあるときは難しいことや先延ばしにしていたことに取り組み、やる気のないときは簡単なことや楽しいことに取り組む

⑤難しいことに取り組んでいるときは途中でやめない

途中でやめると、次にそれを途中からやり始めるのはもっと大変です。

⑥小さな仕事は、すきま時間に組み込む

すぐに終わりそうな小さな仕事は、すきま時間に組み込みます。通勤中の電車や、ちょっとした待ち時間などです。

⑦とりかかる前に計画を立てる時間をとる

大掃除や部屋の模様替えなど構想を練る必要のあることには、計画を立てるためのまとまった時間をとるようにします。

⑧計画どおりにいかなくても自分を責めない

自分を責めるのは時間のムダです。前を向いて進みましょう。

⑨休憩をとる

しっかり休むことで、時間管理をすることへの疲れを防ぎます。

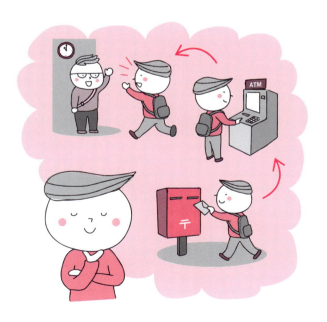

ワーク 明日のスケジュールを組む：1日の時間管理を練習する (p.86～87)

手順

1. To-Doリストに、やるべきこと、そして文末の（　）にやるべきことを実行する時間を赤ペンで記入します。
2. やりたいことリストに、明日やりたいこと、ごほうびになりそうなことを青ペンで記入します。
3. スケジュールの「予定」の欄に、やるべきこととやりたいことを実行する時間に予定として組み込みます。
4. もし、予定が入りきれなかった場合には、くれぐれも、「がんばれば、もっと急いでこなすことができる」と無理して予定を詰め込まないでください。無理は続きません。24時間の長さの中に収まるだけの予定を入れるようにすれば、心にゆとりをもつことができます。
5. その他の予定は黒ペンで記入します。

記入例

To-Doリスト
- ☐ 美容院に行く（14:00～）
- ☐ トイレ掃除（9:00～）
- ☐ 手紙を投函（11:30）

やりたいことリスト
- ☐ 友達とランチ（12:00～）
- ☐ ドラマを観る

時間	予定	実際
9:00	トイレ掃除	ドラマ
10:00	ドラマを観る	だらだらTV
11:00	手紙を投函	手紙を投函
12:00	友達とランチ	友達とランチ
13:00		
14:00	美容室	長引いて遅刻
15:00		美容室
16:00		

宿題　連続3日間の予定と実際を記入する　(p.87〜89)

明日 ……… 月 ……… 日（………）

To-Doリスト
- ☐
- ☐
- ☐
- ☐
- ☐

やりたいことリスト
- ☐
- ☐
- ☐
- ☐
- ☐

	予定	実際
0:00		
1:00		
2:00		
3:00		
4:00		
5:00		
6:00		
7:00		
8:00		
9:00		
10:00		
11:00		
12:00		
13:00		
14:00		
15:00		
16:00		
17:00		
18:00		
19:00		
20:00		
21:00		
22:00		
23:00		
24:00		

※ p.86の手順に沿って明日の予定を立てます。実際はどのように過ごしたか「実際」の欄に記入します。あさって、しあさっても同様です。スケジュール帳をお持ちの方は自分のスケジュール帳に記入してください。

第5章　日中を効率よく過ごそう

あさって ……月……日（……）

To-Doリスト
☐
☐
☐
☐
☐

やりたいことリスト
☐
☐
☐
☐
☐

	予 定	実 際
0:00		
1:00		
2:00		
3:00		
4:00		
5:00		
6:00		
7:00		
8:00		
9:00		
10:00		
11:00		
12:00		
13:00		
14:00		
15:00		
16:00		
17:00		
18:00		
19:00		
20:00		
21:00		
22:00		
23:00		
24:00		

しあさって ……月……日（……）

To-Doリスト
- [ ]
- [ ]
- [ ]
- [ ]
- [ ]

やりたいことリスト
- [ ]
- [ ]
- [ ]
- [ ]
- [ ]

	予定	実際
0:00		
1:00		
2:00		
3:00		
4:00		
5:00		
6:00		
7:00		
8:00		
9:00		
10:00		
11:00		
12:00		
13:00		
14:00		
15:00		
16:00		
17:00		
18:00		
19:00		
20:00		
21:00		
22:00		
23:00		
24:00		

第5章 日中を効率よく過ごそう

2 すきま時間を活用する

　バスや電車の待ち時間や移動時間、外食先で料理が出てくるまでの時間、人を待っている時間、病院などの待ち時間、洗濯が終わるまでの時間……誰にでも5分、10分のちょっとしたすきま時間はあるものです。

　こうしたすきま時間にちょうどよい小さな仕事を、ストックしておきましょう。いつでもそれに取りかかることができるよう、持ち歩くとよいですよ。

❖すきま時間にちょうどよい小さな仕事の例

- スケジュール帳でスケジュールを立てる。
- スケジュール帳のスケジュールをチェックする。
- 読みたい本や新聞を持ち歩いておく。
- いつか受講したいと思っている講座一覧のパンフレットを見る。
- お礼状を書く（レターセットと切手を持ち歩く）
- 週末の楽しい予定を考える。
- 集めているポイントシールを台紙に貼る。

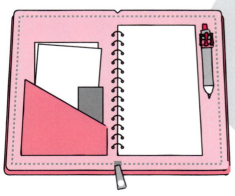

ファスナーで閉めることのできるスケジュール帳カバーがあれば、振込用紙や手紙セット、ポイントシールなどすきま時間に処理したいちょこっとした書類をこぼさずに持ち歩くことができます。

ワーク　すきま時間にちょうどよい小さな仕事

手順

1. あなたのスケジュール帳の15分の縦幅の付箋を用意します。
2. 15分でできそうな小さな仕事を1つ、1枚の付箋に書きます。
3. 5分ほどで終わる小さな仕事のある場合には、できればその付箋を3分の1の縦幅にカットするなどして、調整します。
4. あなたのスケジュール帳の既に埋まっている予定のすきまに、付箋を貼りつけて予定を立てましょう。
5. ワーク「明日のスケジュールを組む」で立てた明日の予定に付箋を貼りつけて、すきま時間にできそうな小さな仕事を組み込んでみましょう。あさって、しあさってについても同様に取り組んでみましょう（p.86〜89）。

※予定の変更などで急に空いたすきま時間にも、付箋を移動させて、時間をムダなく使うことができます。

第5章　日中を効率よく過ごそう

22（火）	23（水）	24（木）
6:00 朝準備 / 電球交換 / 友人とランチ / 返信はがき / 買い物 / 夕食準備	6:00 メール返信 / 病院 / 美容院予約 ○×□−△××○ / 買い物	6:00

3 仕事が多すぎパニックを克服する：優先順位づけ

> **Dさんの例**
>
> Dさんの会社での1日——
> Dさんは*仕事A*のあとに*仕事B*をしようと考えて、仕事に励んでいました。するとそこに電話で緊急の*仕事C*を依頼されました。Dさんはすぐに*仕事C*に取りかかりました。*仕事C*が終わらないうちに、今度は*仕事D*が舞い込み、なんだかどれも中途半端でパニックです！

Dさんはなぜこんなことになってしまうのでしょう。それにはADHDタイプが、計画を立てて物事をこなすのが苦手であるという特徴が関係しています。「複数のやることがある」という状況においては、すぐにどれかに取りかかるのではなく、いったんすべてを並べてみることが大切です。それから、どこから取りかかろうかと優先順位をつけて取り組む計画を立てれば、効率的に物事をこなすことができますし、落ち着いていられます。

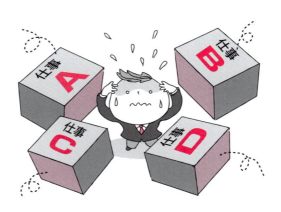

❖優先順位づけをする

> **手順** 👉
> 1. やることを To-Do リストにリストアップします。
> 2. 優先順位の高いものから、番号（1、2、3……）をふります。
> 3. 1つずつ取り組みましょう。

Dさんの To-Do リスト

To-Doリスト
- ☐ 仕事A　2
- ☐ 仕事B　4
- ☐ 仕事C　1
- ☐ 仕事D　3

☐ Cの仕事（！急げ）

☐ Aの仕事（なるべく早く…9/10目安）

☐ Bの仕事（9/30）

　仕事の種類が多く、優先順位がしょっちゅう変わっていく人には、To-Doリストを付箋で作る方法がベストです。
　優先順位の高いものから並べておき、順位が変わるたびに貼り替えます。

💡 **ポイント**

こういうものを優先させよう

- **緊急性**：締め切りの近いもの
- **重要性**：重要なことや、長い目でみて自分の価値観に合っているもの
- **片づけたらやる気の出そうなもの**

> **第5章で学んだことのまとめ**
> ・すきま時間にする小さな仕事をストックしておき、いつでも取りかかれるよう持ち歩く
> ・日中の予定は、優先順位をつけてこなしていく
> ・緊急性：締め切りがすぐのものは、優先順位が高くなる

第5章の宿題

> **宿題** 連続3日間の予定と実際を記入する (p.87〜89)

これまでみなさんは、計画どおりに過ごせるタイプでしたか。計画どおりに過ごせるようになると、効率よく活動することができ達成感を味わうことができますし、先のことが予測できやすくなるので職場や家庭において周りの人に進捗状況を報告しやすくなったり、予定を合わせやすくなったりして、うまくいくようになります。計画どおりに過ごせるようになるには、まずは自分がどんな時間の使い方をしていて、それが予定とどのくらい違うのかという現状を知ることが大切です。

宿題を確実にこなすための事前準備
第1日目（明日）　＿＿月＿＿日（＿＿）
　□予定を立てる：　＿＿月＿＿日（＿＿）＿＿：＿＿
　□実際したことを記入する
　□宿題をし終えたあとのごほうびを決める　＿＿＿＿＿＿＿＿＿＿
第2日目（あさって）　＿＿月＿＿日（＿＿）
　□予定を立てる：　＿＿月＿＿日（＿＿）＿＿：＿＿
　□実際したことを記入する
　□宿題をし終えたあとのごほうびを決める　＿＿＿＿＿＿＿＿＿＿
第3日目（しあさって）　＿＿月＿＿日（＿＿）
　□予定を立てる　＿＿月＿＿日（＿＿）＿＿：＿＿
　□実際したことを記入する
　□宿題をし終えたあとのごほうびを決める　＿＿＿＿＿＿＿＿＿＿

⚠ 次章で必要なもの

次回必要なものを必ず持ってきてください（次のページ参照）。

第6章

面倒なことに重い腰を上げよう

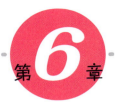

> **アジェンダ**
>
> **ワーク**：最近の連続3日間をチェックする
> ① 1週間の時間管理をマスターする
> ② 面倒なことに重い腰を上げる：大きな仕事に対処する
> **ワーク**：大きな仕事を分解する：「生活必需品の置き場所を決める」計画を立てる
> **宿題**：「生活必需品の置き場所を決める」プロジェクトの予定を実行する
> **ステップアップ課題**：面倒なことを1つ計画して実行する

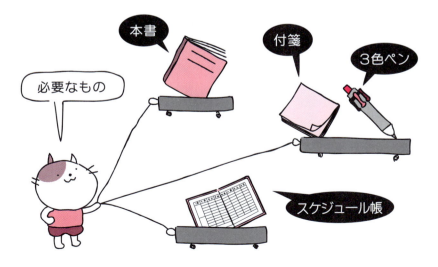

※付箋のサイズは大きめのもの（75mm × 75mm くらい）。

大掃除や大きな会合の幹事、写真整理や誕生会など行事の準備、確定申告などの苦手な事務作業、年賀状などの季節行事など、どこから手をつけてよいか途方に暮れるようなことはありませんか。反対に、大きな仕事ではないけれど、どうしても気の乗らないことはありませんか。こうした「面倒だな」と感じる一因には、「最初の一歩が大きすぎる」ことが挙げられます。
　この章では、大きな仕事を小さなステップに分解し、最初の一歩を踏み出しやすくする方法を学びます。
　この章からは、1週間単位の時間管理をマスターします。そうすることで、何日かにわたる大きな仕事をこなすことができるようになります。
　また、探しものに追われて、予想以上に時間がかかってしまう経験はありませんか。予定どおりにスムーズに過ごすためには、鍵やスマートフォン・携帯電話といった生活必需品がさっと取り出せることも必要です。
　この章では、生活必需品の置き場所を決めるという課題にも取り組みます。

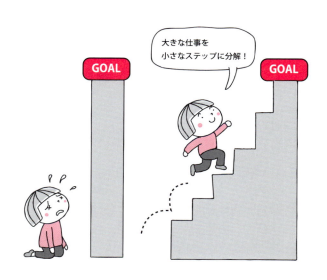

ワーク 最近の連続3日間をチェックする

　p.87～89の連続3日間の予定と実際を記入する宿題はできましたか？ あなたは計画どおりに過ごすことができましたか？ 予定したスケジュールと実際にどのくらいの違いがありましたか？ 違いが大きかった場合は、なぜ、どうなったのかを分析してみましょう。

チェック①　予定と実際が違う原因として、あてはまるものにチェック✓しましょう。

☐ やろうとしていたけれど、やりたくなくて、他のことをしてしまった。（先延ばし）　→あとまわし癖を克服する……p.120へ

☐ 誰かと一緒にしようとしていたことで、相手の都合で予定が変更になった。　→相手のいる予定は変更を想定し、余裕をもって時間を確保。

☐ 予定していたことより、もっと面白そうなことを見つけて思いつきで行動した。（衝動性）　→予定していたことを先に終えたすっきり感をイメージしよう。

☐ 思ったより時間がかかった。（時間の見積もりミス）　→ p.50へ

☐ その他（　　　　　　　　　　）※あなたの理由を書いてみましょう。

チェック②　1週間の活動それぞれを色分けして振り返ってみましょう。

やるべきこと→赤

したいこと　→青

目安は、1日に3つ以内の赤、1日に1つ以上の青

バランスはとれていましたか？ …… はい・いいえ

チェック③　以下の点についてもチェック✓しておくことが役立ちます。

☐ 長い目でみても、健康を保つことができそうな暮らし方でしたか？
☐ お金の使いすぎはありませんでしたか？
☐ 体調よく過ごせましたか？
☐ 人付き合いはうまくできましたか？
☐ 安全に、事故やケガなく過ごせましたか？

第6章　面倒なことに重い腰を上げよう

1　1週間の時間管理をマスターする

　前のページで最近の3日間をチェックした結果をもとに、スケジュール帳を活用して、1週間の時間管理をマスターしましょう。
　右の手順に沿って、あなたのスケジュール帳に書き込み、実践していきましょう。

To-Do リスト

　チェックボックス□をつくり、やるべきことを赤ペンで書き込みます。
　文末に（　）をつけて締め切り日を書き、実行日を決めます。スケジュールの欄の実行する時間に予定として書き込みます。
　1つ終えたら、☑をつけることで達成感を味わいます。

やりたいことリスト

　今週の欲しいもの、したいこと、行きたい場所などわくわくすることを青ペンでリストアップします。
　文末の（　）にそれをいつ買うか、するかを決めて日付を書き込みます。実行日のスケジュール欄に何時にするかを予定として書き込みます。
　面倒なことを終わらせたときのごほうびとしても使えます。

手順 👉

1. 月間スケジュールのページの予定を、週間スケジュールのページに黒ペンで書き写す
2. 自由時間の見える化（空白の部分が自由時間です）
3. 今週のTo-Doリストを赤ペンで書く
4. 今週のやりたいことリストを青ペンで書く
5. 週間計画を立てる（リストの項目を行う日時のところに予定として書き入れます）
6. ふりかえり

予定欄

予定やTo-Doリストややりたいことリストの活動を書き入れます。

このとき、何時から始まって、何時に終わるかが一目でわかるように書き入れます。

ふりかえり項目

- ☐ 体調よく過ごせたか
- ☐ To-Doリストは実行できたか
- ☐ やりたいことリストは実行できたか
- ☐ 青と赤のバランスはいいか

第6章 面倒なことに重い腰を上げよう

2 面倒なことに重い腰を上げる：大きな仕事に対処する

> **Fさんの例**
>
> 　Fさんの部屋は、ずっと前から散らかっています。片づけに関するテレビ番組は大好きだし、本も買いました。片づける方法はもう十分知っているのに、どうしても実際に片づけを始めるのがおっくうでしょうがないのです。
> 　どうしたらよいでしょうか。

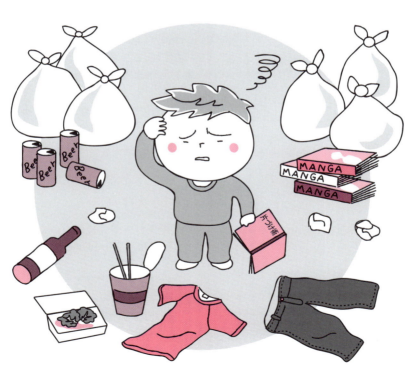

何かにとりかかるときには、エネルギーが要るものです。これを専門的な言葉では「活性化エネルギー」といいます。ADHDの人は、退屈で難しいことを始めることに、特に大きな活性化エネルギーを必要とするといわれています。大事なのは「始める」ための活性化エネルギーをみなぎらせること、つまり「自己活性化」です。以下に自己活性化のテクニックをご紹介します。

❖自己活性化のテクニック

①大きな仕事を小さな仕事に分解する

　重い腰が上がらない一因は、最初の一歩が大きすぎることにあります。大きな仕事も、小さないくつかの仕事に分解すれば、始めやすくなります。また、小さな成功の積み重ねによって達成感を味わえて、やる気が引き出されます。

分解のコツ
（1）**時間**で分解する
　　例　10分間だけ片づける。
　　　　朝ドラ（朝の連続ドラマ）の始まる8時までに片づける。
（2）**空間**で分解する
　　例　机の上だけ片づける。
　　　　押し入れの4分の1だけ片づける。
（3）**個数**で分解する
　　例　ゴミ出しのたびに3つずつ捨てる。

②気がそれないための環境をつくる

　せっかく面倒なことにとりかかっても、他のものに気をとられて途中でやめてしまうのが ADHD タイプの特徴です。あらかじめ、集中を妨げるようなものを排除しておきます。例えば、電話で友達から遊びに誘われると行ってしまいそうならば、用事が終わるまでスマートフォンを見ないとか、その用事に関係のないものは目に触れない場所に片づけておくなどです。

例
- ドアに「取り込み中。後ほどお願いします」と札をさげる。
- 電話を消音モードにしておく。
- メールチェックは予め決めておいた時間のみにする。
- ついついネットサーフィンしてしまう人は、ネットのできない図書館やカフェにこもって作業する。

③事前に計画を立てて、中断を防ぐ

　どんな手順で、どんなルールで大きな仕事を進めていくのかを前もって計画します。

例
- 要るもの、捨てるもの、リサイクルショップに売るものの3パターンで仕分けする。
- 机の上→台所→靴箱→クローゼットの順で片づける。

④一緒にがんばる仲間や手助けしてくれる仲間を見つける

　書類の作成や部屋の片づけなど苦手な作業をしている間、そばで読書でもして待っていてくれる人や、手伝ってくれる人がいれば頼んでみましょう。ひとりでするよりも成功率が上がります。

⑤楽しいこととペアにして取り組む

　運動が苦手な人が、音楽を聴きながらであればなんとかジョギングを続けることができる……そんなことはありませんか？　苦手なことと楽しいことを一緒にしたり、苦手なことをしたあとに楽しいことをするようにすると、やる気が出ます。

例
- Facebook が好きな方は、片づけのビフォー・アフター写真を投稿する。

⑥ごほうびを活用する

　面倒なことを終えたあとに、自分にごほうびを設定します。ごほうびは、欲しいものでも、ワクワクする活動でもよいでしょう。ADHDタイプは、長期的な目で見た大きな報酬よりも、目の前の些細な報酬に強く惹かれる傾向にあります。ごほうびは、面倒な用事が終わったらなるべくすぐに手に入るものにしましょう。

　ごほうびをなるべく目につく場所に置くなどして視覚化するのもよいでしょう。ごほうびを何にするかを考える際に役立つのが、やりたいことリストです。

例　×の例　やる気を出せない…「義務だから」
　　　　　　　　　　　　　　　　「大人としてかっこわるいから」
　　　○の例　やる気を引き出す…「(誰かと約束して) このあと訪問してもらうから」
　　　　　　　　　　　　　　　　「誰かに手伝ってもらうから」

　面倒なことにはたいていいくつものステップが存在します。こうしたステップの多い複雑なことは、「プロジェクト」と名づけて、日頃こなすTo-Doリストとは分けて、特別に計画を立てることが必要です。次のページでは、スケジュール帳を用いた手順を紹介します。

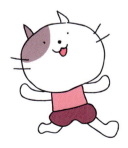

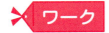 ## 大きな仕事を分解する：「生活必需品の置き場所を決める」計画を立てる （p.104〜109）

ここでは、何日かにわたって行う必要があり、かつ、ステップの多い複雑な仕事に取り組むための練習をします。大きな仕事を分解し、計画を立てて取り組めるようになれば、「面倒だな」という気持ちが減って、いつでもすっきりした気持ちで過ごせます。周囲からも信頼されるようになります。

ADHDタイプの多くに共通する「片づけ」の課題に取りかかりましょう。

プロジェクト：生活必需品の置き場所を決める

鍵、財布、スマートフォンや携帯電話、充電器、免許証、定期券、通帳、印鑑、パスポート、年金手帳など。これらを失くして困ったことはありませんか。また、しょっちゅう探しものに追われて時間を無駄にしたり、焦ったり、自己嫌悪に陥ったりしていませんか。

ここでは、こうした重要な生活必需品を探し出し、置き場所を決めます。きっと生活しやすくなるだけでなく、「やれている！」という自信にもつながりますよ。

あなたの失くしてはいけない、替えの利かない生活必需品は何ですか。下の空欄に箇条書きしてみましょう。

手順1　締め切り日時を確認する

まずは、いつまでにやり遂げるのか日にちを決めましょう。「いつかする」は「一生しない」ですね！

スケジュール帳を開いて予定を見てみましょう。いつまでにしますか？

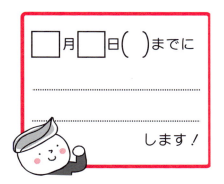
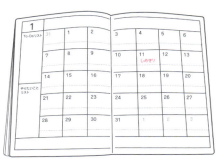

手順2　小さな仕事に分解してやるべきことを To-Do リストに書く

できるだけ小さな仕事に分解して、スケジュール帳の To-Do リストに赤ペンで箇条書きにします。入らない場合には、大きめの付箋（75mm × 75mm くらい）を貼りつけ、そこに箇条書きにします。

例
- 必需品を利用場面別に分ける。お出かけセット（財布、スマートフォンや携帯電話、鍵、定期券）、金融関係（通帳、印鑑、保険証券）など。
- 必需品がどこにあるのか探し出す。
- 必需品をどこに置くか決める。
- 必需品を置いた場所を忘れないための工夫をする（目についてすぐ取れる場所）。
- ファイルや箱などひとまとめにできるグッズを用意する。
- 所定の場所にセッティングする。

手順3 👉 それぞれのやるべきことの所要時間を見積もり、それぞれの実行日時を決める

やること	所要時間	実行日
例 必需品を利用場面別に分ける	15分	3/2
例 必需品がどこにあるのか探し出す	60分	3/3
例 必需品をどこに置くか決める	10分	3/4
例 必需品を置いた場所を忘れないための工夫をする	10分	3/4
例 ファイルや箱などひとまとめにできるグッズを用意する	180分	3/4
例 所定の場所にセッティングする	5分	3/4

- 所要時間の見当をつけるために、「試しに」5分ほどやってみる。
- 早めに実行日を設定し、実行できなかった場合の予備日も設ける。

手順4 　**週間スケジュールの実行日時に予定として書く**

予定の頭に□をつけておくと、実行後チェック✓を入れることで達成感を味わいやすくなります。

手順5 　**仕事の終わったあとのごほうびを設定する**

「やりたいことリスト」を作りましょう（次ページ参照）。

　これらの手順に沿って、実際に「生活必需品の置き場所を決める」プロジェクトの予定を立てましょう。スケジュール帳をお持ちの方はそちらに記入しましょう。To-Doリストのスペースが足りない場合は大きめの付箋を貼りつけて、小さな仕事に分解していきましょう。実際に実行することが宿題です。（p.108〜109はスケジュール帳をお持ちでない方用の予定表です。買いそろえましょう）

宿題 「生活必需品の置き場所を決める」プロジェクトの予定を実行する (p.108〜109)

▼やることを小さなステップに分けます

To-Doリスト

- 例 ☑ 鍵の置き場所を決める（5分）(3/3)
- 例 ☐ キーホルダーをかけるフックを買う（120分）(3/4)
- ☐
- ☐
- ☐

To-Doリストの達成率
☐個できた ／ やること☐個 ＝ ☐％達成

▼やることを達成したあとのごほうびを設定します

やりたいことリスト

- 例 ☐ 鍵置き場に似合うポストカードを飾ってSNSに投稿する。
- ☐
- ☐
- ☐

※p.104〜107の予定を記入します。自分のスケジュール帳をお持ちの方は自分のスケジュール帳に記入してください。

月　日（　）		月　日（　）	
0:00		0:00	
1:00		1:00	
2:00		2:00	
3:00		3:00	
4:00		4:00	
5:00		5:00	
6:00		6:00	
7:00		7:00	
8:00		8:00	
9:00		9:00	
10:00		10:00	
11:00		11:00	
12:00		12:00	
13:00		13:00	
14:00		14:00	
15:00		15:00	
16:00		16:00	
17:00		17:00	
18:00		18:00	
19:00		19:00	
20:00		20:00	
21:00		21:00	
22:00		22:00	
23:00		23:00	
24:00		24:00	

月　日（　）	月　日（　）	月　日（　）
0:00	0:00	0:00
1:00	1:00	1:00
2:00	2:00	2:00
3:00	3:00	3:00
4:00	4:00	4:00
5:00	5:00	5:00
6:00	6:00	6:00
7:00	7:00	7:00
8:00	8:00	8:00
9:00	9:00	9:00
10:00	10:00	10:00
11:00	11:00	11:00
12:00	12:00	12:00
13:00	13:00	13:00
14:00	14:00	14:00
15:00	15:00	15:00
16:00	16:00	16:00
17:00	17:00	17:00
18:00	18:00	18:00
19:00	19:00	19:00
20:00	20:00	20:00
21:00	21:00	21:00
22:00	22:00	22:00
23:00	23:00	23:00
24:00	24:00	24:00

第6章　面倒なことに重い腰を上げよう

ステップアップ課題（余力のある人はやってみよう）

面倒なことを1つ計画して実行する 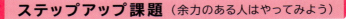(p.110〜113)

　面倒で取り組むのがおっくうなことについて1つ計画を立てて、終わらせます。
＊下の空欄に、面倒で、実行に2日以上かかるようなことを書いてください。

選択課題

プロジェクト：

よくある例

- 忙しい友人と日程を調整し、なかなか予約のとれない人気のあるレストランの予約をとり、友人とランチに行く（1カ月以内に予約がとれるレストランにする）。
- 大切な人の誕生日までにプレゼントを用意しておく。
- 衣替え。断捨離。パソコンのファイルの整理。年中行事の準備。山積みの郵便物の整理。

手順1 👉 **締め切り日時を確認する**

それは締め切りのあるものですか？
ない場合には「My 締め切り」ですね。
何月何日何時までに実行しようと思いますか？
下に記入してください。

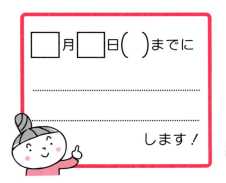
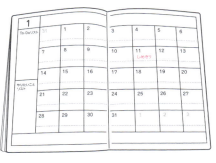

手順2 👉 **小さな仕事に分解してやるべきことを To-Do リストに書く**

　できるだけ小さな仕事に分解して、スケジュール帳の To-Do リストに赤ペンで箇条書きにします。

　スケジュール帳をお持ちでない方は、次ページの手順3の表にやることを箇条書きにします。

手順3 👉 それぞれのやるべきことの所要時間を見積もり、それぞれの実行日時を決めて、週間スケジュールに予定として記入する

やること	所要時間	実行日
例 100円ショップに行く。	1時間	3/2

手順4 　やるべきことを終えたあとのごほうびを設定する

やりたいことリストにごほうびを青ペンでリストアップして、自分にごほうびを与える日時を（　）に記入し、予定として週間スケジュールにも記入しましょう。

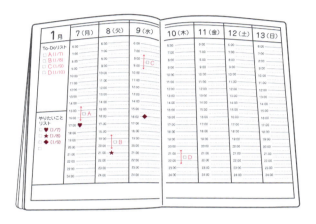

手順5 　結果から学ぶ

手順3の「やること」のうち何個達成できたでしょうか。スケジュール帳に実際の取り組み状況を記録しておきましょう。

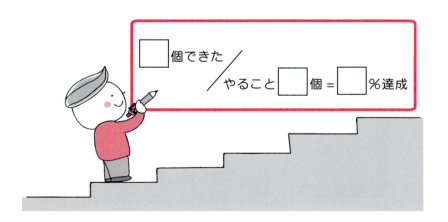

第6章で学んだことのまとめ

・面倒なことに重い腰を上げるためには、大きな仕事を小さな仕事に分解する

第6章の宿題

宿題　「生活必需品の置き場所を決める」プロジェクトの予定を実行する (p.108〜109)

宿題を達成するための具体的な手順は p.105〜107 にあります。
やることのうち何個達成できたでしょうか。

☐個できた ／ やること☐個 ＝ ☐％達成

よくある失敗の原因と対策

①時間の見積もりが甘くてオーバーした。
　▶「時間を見積もる」を復習する→ p.50 へ

②ステップ（やることリスト）が大雑把すぎて、1つをクリアするのに時間がかかった。
　▶「面倒なことに重い腰を上げる：大きな仕事に対処する」の①を復習する→ p.101 へ

③やりたいことリストのごほうびを前倒ししてしまい、我慢できなかった。
　▶やるべきことを終わらせてすっきりした気分でごほうびを味わっている自分を思い浮かべてみる（視覚化）。気分よくごほうびを味わっているのは、前倒しする自分なのか、我慢してやるべきことを成し遂げることのできた自分なのか、考えてみよう。
　▶「やりたいことリストを作る」を参照する→ p.41 へ

④急な他の用事が入ってしまい、計画どおりに進めることができなかった。
　▶「優先順位づけ」を復習する→ p.92 へ

⚠ 次章で必要なもの

次回必要なものを必ず持ってきてください（次のページ参照）。

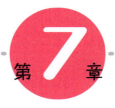

あとまわし癖を克服しよう

> **アジェンダ**
> ① 生活必需品を決めた場所に置き続けるために
> ② あとまわし癖を克服する
> あとまわし癖を克服するためのヒント
> **ワーク**：あとまわしにしていることを実行するための行動計画を立てる
> **宿題**：「あとまわしにしていることを実行するための行動計画」を実行する

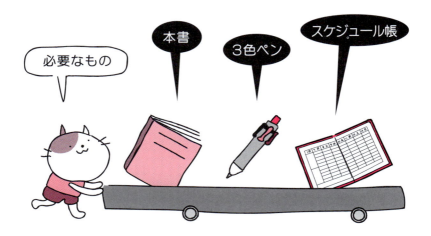

※できれば大きめの付箋（75mm × 75mm くらい）があると便利です。

前章で取り組んだ生活必需品の置き場所はキープできていますか。本章では整理整頓がリバウンドしない秘訣を学びます。

　また、「いつかする」「そのうちする」が口グセで、やるべきことをあとまわしにしている人はいませんか。

　この「あとまわし癖」は、溜まった家事や仕事に自己嫌悪し、うつのきっかけになったり、うつを長引かせたりし、自分に自信がもてない原因になるといわれています。

　この章では、あとまわし癖を克服して、すっきりした気分を味わいます。

1　生活必需品を決めた場所に置き続けるために

Gさんの例

　Gさんの部屋はいつも散らかっています。でかける前には、いつもスマートフォンや財布、鍵を探しまわっています。そんな日々にピリオドをうつため、鍵と財布とスマートフォンの置き場所を決めました。しかし、1週間もたたないうちに、また探しものばかりになりました。
　Gさんは部屋の片づけをするたびにこれの繰り返しです。
　最近は「がんばって片づけてもどうせ無駄だから。私にはこんな汚い部屋の方が似合うのよ」と悲観的に考えています。

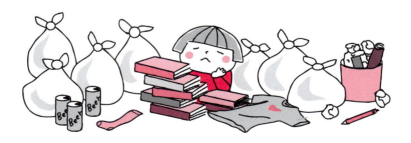

あなたにもGさんのような片づけのリバウンド経験はありませんか？
どんな状況だったのか思い出して書いてみてください。

例　せっかく印鑑の置き場所を決めたのに、職場で印鑑が必要で持ち出し、帰宅後も持ち出したバッグに入れたままにしておいたら、失くなった。

あなたの場合：片づけのリバウンド体験

第7章　あとまわし癖を克服しよう

❖片づけしてもリバウンドしてしまう原因と対処法

原　因	原因の例	対処法
①使った後に元に戻さない	財布や鍵を帰宅後、所定の位置に戻していない。通帳や印鑑を使用したあと、テーブルやバッグなどに放置している。	「使ったら戻す！」などと貼り紙をして視覚化する。
②他の物に埋もれてしまう	お出かけセットや金融関係セットをボックスに収納しておいたが、その上から日々の郵便物や書類が覆い被さって行方不明になっている。	郵便物や書類など日々入ってきて増え続けるものを処理するワザを学ぼう！ （次のページ参照）
③そもそも置き場所がまずい	棚の引き出しの奥にファスナー付きのファイルに厳重に保管しておいたため、取り出すまでに3ステップの手間がかかって使いにくかった。さらに、目につかないため収納した場所を忘れてしまった。	扉などを開けなくても目について、1ステップで手に取れる場所を作ろう。

❖物が入ってくるシステムを見直そう！
──これで、もう物を失くさず片づく

　部屋を片づけても、また散らかってしまう大きな原因は、新しく物が増えてしまうことです。毎日のようにポストに入っているチラシや郵便物で、リビングのテーブルは占領されていませんか。気づいたら謎の書類の山ができてしまっているという話は珍しいことではありません。

　気ままに洋服や靴を買ってクローゼットはあふれんばかりの状態。なんとなく買いだめしてしまった食料品や日用雑貨。これらのせいで、本当に必要な物が探し出せないことがあるのです。

　それでは、どうしたら解決できるでしょうか。

定期的な断捨離もよいのですが、定期的に重い腰を上げて断捨離することが果たしてこれまでできたでしょうか？　過去の自分を思い出してください。

多くのADHDタイプは、物が溜まってからまとめて断捨離する方式は向きません。やる気が起きないからです。それよりは、物が入ってくる時点で、そのつど断捨離する方式をお勧めします。

「そのつど断捨離方式」のポイント

- **郵便物の仕分けは「一時保管ボックス」などに入れない**

郵便物をポストから出したらそのまま、スケジュール帳を手に取ってゴミ箱の前に立ちます。振込みや返信など処理が必要なものはスケジュール帳に挟んで、処理するまでは持っておきます。不要なものはすぐにゴミ箱へ。情報だけが必要な書類はスマートフォンや携帯電話で撮影して、現物は捨てます。

- **服も靴も定数制にする**

上着は2枚、シャツは3枚、などと、定数を決めておきます。
1つ買うときには、1つ処分することが必要です。
これで衝動買いも防げます。

- **買い置きは1つでよい**

ただでさえ忙しいADHDタイプは通帳や印鑑などの替えの利かない必需品の管理だけにエネルギーを注ぎましょう。
コンビニで買えば買い置きはいらないか、1つでじゅうぶんです。

❖ ADHDタイプのための必需品を失くさない秘訣

- 使ったら元に戻す。「使ったら元に戻す」という貼り紙も効果的。
- 物が1つ増えたら、1つ捨てる。
- 1ステップで取り出せる置き場所。

2 あとまわし癖を克服する

> **Hさんの例**
>
> Hさんはある書類を1カ月後までに仕上げるよう言われました。難しそうな書類でしたが、1カ月もあるのでなんとかなるだろうと思っていました。
>
> 「早くやらなくちゃなあ」と思いながらも、ついついあとまわしにしてしまい、友人と飲みに行ったり、他の雑用を優先していました。
>
> 結局、締め切り前日の夜になって、Hさんは慌てて書類に取りかかることになりました。しかし、書類の書き方でわからないところが多くあり、友人に電話して教えてもらうことになりました。また、添付しなければならない資料がすぐにはそろわないため、明日の締め切りには間に合わないことがわかりました。

あなたにもHさんのようなあとまわし癖はありませんか？

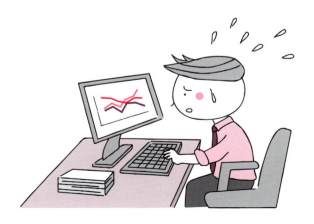

> **グループで**
>
> これまでにギリギリになった、もしくは間に合わなかったり、あとまわしにして実行するのを忘れてしまったり、面倒くさくなってしまったりしたエピソードがあれば、話し合ってみましょう。

あとまわし癖の例

- 学生の頃はテストはいつも一夜漬けだった。
- 電気、ガス、水道などの公共料金の支払いが遅れて、止められた。
- 仕事の書類の締め切りに間に合ったためしがない。
- 家計簿をつけるのをあとまわしにしすぎて、財布はレシートでぱんぱんに。
- 衣替えをあとまわしにするから、寒くて風邪を引いてしまった。
- いつかそのうち片づけるからと、とりあえず郵便物を箱に入れておいたら箱から溢れ出して、雪崩が起きた。
- 洗濯物を干したまま片づけるのをあとまわしにしていたら、一部屋が全部洗濯物に占領されてしまった。
- 部屋の掃除をあとまわしにしていたら、同棲中の恋人にフラれた。
- 同窓会の返事をあとまわしにしていたら、参加するのを忘れた。
- クリーニングを出したまま取りに行かず、結局どこの店に出したのかわからなくなって、紛失した服が多い。

あとまわしにすることの例

部屋の片づけ、洗濯、掃除、CDやDVDの返却、郵便物の開封、電池交換、パソコンの修理、歯医者の通院、携帯電話料金の見直し、洗車、車検申し込み、支払い、手紙の返事、衣替え、庭の草取り、季節行事（年賀状、年末大掃除、旅行申し込み、お歳暮やお中元の手配、新学期や新年度の準備）、家電の修理依頼、ペンの替芯を買う、洗剤やゴミ袋など日用品の補充。

あなたがあとまわしにしていること

　p.121 の「あとまわしの例」を参考に、今あなたが抱えているやろうと思えばすぐにでもやれるのに先延ばしにしていることを下に書いてください。

❖ギリギリでも期限に間に合えばよいのか？

　あとまわし癖は、先延ばし行動といって「回避行動」のひとつとされ、うつを長引かせることや、自信を失くすことにつながるといわれています。
　ギリギリまで先延ばしにするメリットとデメリットを挙げてみましょう。

Hさんの場合

ギリギリになるまで物事に手をつけないこと	
メリット	デメリット
・締め切り直前までやらなくてラクできるし、他のことができる。 ・なんとなく、物事に取り組むタイミングを自分で決めているような気になれる。	・締め切りまで、ずーっと「やらなくちゃ」というプレッシャーを感じたままでいることになる。 ・仕上がりの質が悪い。 ・まわりの人に迷惑をかける。

あなたの場合

ギリギリになるまで物事に手をつけないこと	
メリット	デメリット

❖あとまわしにしてしまう原因を探る

あなたが先延ばしにしているのはなぜでしょう。あてはまるものにチェック✓をつけましょう。

☐ **そのうちしたい気分になったらするんだから、今はしない。**
例　掃除って気分じゃないんだ。今はぐうたらしたい。やる気になるまで待つよ。

☐ **最初からうまくやろう、完璧にやろうと思うので取りかかれない。**
例　掃除するからにはモデルルームみたいにしたいの！

☐ **もしかしたら失敗するかもしれないし、嫌な思いをするかもしれないからしない。**
例　片づけようと思ったら余計に散らかってしまうと思う。

☐ **本当なら断りたかったのに、断れずに引き受けてしまったことなので、せめてもの抵抗心や悔しさから、しない。**
例　飲み会の幹事なんてしたくなかったのにするはめになってしまった。だから店探しなんてしない。

☐ **誰かに指示されることが人一倍嫌いなのでしない。**
例　妻がやかましく何度も食器を洗うように言うから、やる気をなくした！　今からしようと思っていたのに。

☐ **やってすぐに結果が出ないとダメな性格なので、すぐに終わりそうにないことはしたくない。**
例　1日で完璧に部屋がきれいにならないと嫌なんだ。

- ☐ ギリギリのスリルを味わいたい。
  - 例　年賀状って大晦日に時間に追われながら徹夜で書くスリルがたまらないよね。

- ☐ 他にもやるべきことがたくさんあるし、それどころじゃない。（ほんとはそう重要でもないことを優先してやり始める）
  - 例　ほんとはやらなきゃいけない大掃除があるんだけど、今大事な新聞の切り抜きや買い物で忙しいんだ。

- ☐ そもそも自分にはそんな大仕事、到底無理だ。できるはずがない。
  - 例　家の片づけなんて私にはできるはずがない。

- ☐ 私にはそんなことをやり遂げて、いい生活をしようなんて夢見るのはふさわしくない。
  - 例　私がきれいに整理整頓された部屋で暮らすなんて、贅沢で夢みたいな話なのよ。散らかった部屋の方が似合っているし、落ち着くわ。

- ☐ まとまった時間をとることができて、落ち着いた状態でないとできない（だから今はしない）。
  - 例　大掃除なんて少なくとも3日間は空いていないとできない。

❖ギリギリまであとまわしにせず、すぐに取りかかる秘訣

- いつかする、ではなく何月、何日、何時にすると決める。
- いつかやる気になったらする、ではなく、行動していたらやる気が出てくる。
- 大きな目標ではなく、まず10分でやれる現実的で小さな目標を立てる。
- 1つ目標が達成できたらこまめにごほうびを。
- 完璧を目指さない。

あとまわし癖を克服するためのヒント

①どこで：発想を柔軟に！
　勉強は机でなど当たり前の場所では飽きてしまいます。勉強道具を電車に持ち込んで、終わるまでは降りられないルールを作るなどの工夫が大切です。

②どこまで：はっきり現実的に
　何時までに、どこまでやるか（「押し入れの4分の1だけ」など）をしっかり決めておきます。ゴールは明確であればあるほど、やる気が出ます。

③誰と：仲間と乗り切る
　例えば、部屋が汚いことで悩む仲間がいたら、同じ日の同じ時間に部屋の片づけの進捗状況の画像を送り合うと乗り切れます。

④必然性：やらざるをえない状況を作り出す
　しないからといって死ぬわけではないことに、やる気が起こらないのは当然です。やらなくてはならない状況を作り出すことが大切です。

⑤ごほうび：「やりたいことリスト」を活用して、とびきりのものを
　こんな贅沢いいの？というものにするとやる気がわきます。

⑥いつもの好きな活動を、あとのごほうびに回す
　やらなくてはならないことがあるときに限って、ついやりたくなることを、やるべきことが終わったあとのごほうびに回してみましょう。

⑦障壁になりそうなことを事前に想定して手を打っておく
　p.124〜125のチェック✓のついた項目も障壁になる可能性が高いです。対処法を考えておきましょう。

ワーク あとまわしにしていることを実行するための行動計画を立てる (p.127〜129)

Iさん、Jさんの場合を参考にして、行動計画を立ててp.129に記入してください。成功のポイントも参考にしましょう。

Iさん（男性・会社員）の場合

書類作成が苦手なIさん

何をするか：出張報告書を書き上げる
実行日：3月6日（月）7時30分〜8時30分
どこで：会社近くのカフェ。ここなら他の仕事の邪魔が入ってこないし、ネットサーフィンして現実逃避することもなく集中できる。おまけにしゃれた空間で仕事ができる。
誰と：ひとりで
どこまで：報告書全部を書き上げる。
最初の10分でどこまで：実行日の前日に報告書の項目にざっと目を通して、必要な書類をファイルにはさんで用意しておく。
できたときのごほうび：「いつもより早起きして一仕事終えたオレ！」をFacebookで報告して、みんなに褒めてもらう。
必ずしなくてはいけない状況設定：「明日の朝は早起きして書類を仕上げるんだ」をFacebookで宣言しておく。
障壁になりそうなことと対策：朝起きられないかもしれない → **対策**：目覚ましを今すぐ2つセット。宣言だけして実行できなかったときのみじめさを想像する。

ポイント
集中できる時間帯や場所をうまく選ぶことができています。
書類は机に向かって書くものだという固定観念を捨ててしまえばもっと楽しくできるはずです。

ポイント
場所を変えて行うときには、持っていくものをあらかじめ万全に揃えていく必要があります。
ADHDタイプは、書類の他に、ペンや印鑑、パソコンのケーブルなどを忘れがちですので注意しましょう。

ポイント
ごほうびとして、社会的な報酬を設定すればお金もかかりませんし、心が満たされます。

Jさん（女性・主婦）の場合

部屋の掃除ができないJさん

何をするか：リビングの本棚の整理

どうしても手元に置きたい本と、リサイクルショップに持っていく本を仕分けする。

実行日：3月4日（日）8時00分〜11時30分

どこで：リビングの本棚の前

誰と：ひとりで

どこまで：本棚の中のみ。余力があれば、本棚の引き出し2杯も。

最初の10分でどこまで：本を売る近所のリサイクルショップを検索し、営業時間や定休日、店舗の場所を確認する。ビニールひもとはさみを出しておく。

できたときのごほうび：リサイクルに持っていけばいくらかのお金を得ることができる。そのお金で自分には贅沢だと思っていたファッション誌を買う。

必ずしなくてはいけない状況設定：13時から友達に遊びに来てもらう。

障壁になりそうなことと対策：面倒になり、友達に「映画でも観に行かない？」と声をかけプランを変更してしまいそう。→**対策**：あらかじめ「今日は本棚の片づけをするから、それを見に来て」と宣言しておく。宣言する前に気が変わらないように、今すぐメールで宣言する。

ポイント

Jさんは家の中全部を掃除しなくてはと頭を抱えていましたが、ひとまず手がつけやすく、家族や来客の目につきやすい本棚だけに区切って始めることにしました。

ポイント

限られたお金の中から自分にごほうびを設定するのは至難の業。いつもは「ちょっと贅沢」と思ってしまっているものを設定するとうまくいきますよ。

また、部屋がきれいになったという満足感そのものもごほうびになるでしょう。

ポイント

リビングの本棚を片づけたからといって、たぶん誰からも感謝されない……。そう思うとやる気がわかないものです。

社交的なJさんには友達に遊びに来てもらうという作戦は必然性を作るだけでなく、お掃除の成果を褒めてもらえるというごほうびにもなったようです。

宿題 「あとまわしにしていることを実行するための行動計画」を実行する

実行する日時とごほうびをスケジュール帳に転記しましょう。立てた計画を実行することが宿題です。

- 何をするか：

- 実行日：　　　月　　　日（　）　　時　　分〜　　時　　分

- どこで：

- 誰と：

- どこまで：

- 最初の10分でどこまで：

- できたときのごほうび：

- 必ずしなくてはいけない状況設定：

- 障壁になりそうなことと対策：

グループで

行動計画を発表し、次回計画が達成できたかどうかを報告し合いましょう。

> ### 第7章で学んだことのまとめ
> ・生活必需品を決めた場所に置き続ける
> ・あとまわし癖を克服するために行動計画を立てる

第7章の宿題

宿題　「あとまわしにしていることを実行するための行動計画」を実行する (p.129)

宿題を達成するために参考になる例は p.127 〜 128 にあります。

⚠ 次章で必要なもの

次回必要なものを必ず持ってきてください（次のページ参照）。

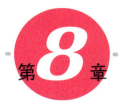

第8章 これからの自分とのつきあい方

> **アジェンダ**
> 1. 目標のふりかえり
> 2. 学んだスキルのふりかえり
> 3. 毎日を乗り切るための時間管理から、自分らしい時間管理へ

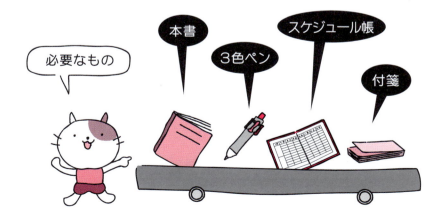

※付箋のサイズは縦幅14mmくらいがおすすめです。

1 目標のふりかえり

第7章まで終えたあなたの現在の時間管理をチェック✓してみましょう。

朝準備編	たいてい できる	時々 できる	ほとんど できない	自分のやり方
例 決まった時間に起きる		✓		母に起こしてもらっている。
例 朝食を準備する	✓			シリアルバー買い置き作戦。
① 決まった時間に起きる				
② 時間までに身支度する				
③ 持っていくものを揃える				
④ 朝食				
⑤ その日の天気に応じた雨具や洗濯物などの準備				
⑥ 朝食の後片づけ				
⑦ 決まった時間までに家を出る				
⑧ その他　朝すること （ペット、植物、子どもの世話など）				

朝準備編の満足度　＿＿＿＿＿**点**（0が全く満足していない、100が大満足としたら）

日中編	たいていできる	時々できる	ほとんどできない	自分のやり方
例 人との約束の時間や、仕事の予定などを覚えておく		✓		しっかり者の友達に覚えてもらっていた。
① 人との約束の時間や、仕事の予定などを覚えておく				
② 1日のスケジュールをだいたい立ててから動く				
③ やらなければならない用事を忘れずこなす				
④ 一度にたくさんのやらなければならないことが押し寄せてきても、優先順位をつけてこなす				
⑤ 気乗りしないことに重い腰を上げて取り組む				
⑥ 締め切りのある仕事や用事に、間に合うように仕上げる				

日中編の満足度 ＿＿＿＿＿点 （0が全く満足していない、100が大満足としたら）

第8章 これからの自分とのつきあい方

夕方〜夜編	たいていできる	時々できる	ほとんどできない	自分のやり方
①郵便物の整理				
②夕食の準備				
③入浴				
④洗濯				
⑤部屋の片づけ				
⑥明日の準備				
⑦夜更かしせず健康を保つことのできる時間に寝る				

夕方〜夜編の満足度 ＿＿＿＿＿＿**点**（0が全く満足していない、100が大満足としたら）

❖目標のふりかえり

- ☐ p.12〜14と比べて時間管理の満足度は上がりましたか？
- ☐ p.17〜21で描いたなりたい自分に近づけましたか？
- ☐ そのほか、本書を使い始めた頃と今との違いについて考えてみましょう。

> **グループで**
>
> 「本書を使い始めた頃と今との違い」についてみんなで話し合ってみましょう。

メモ

2　学んだスキルのふりかえり

　これまで多くの課題に取り組んできました。その際、つまずいたところはどこだったでしょう。苦手だったのは第何章のどれでしたか？

　以下にこれまで学んだテクニックと該当ページをまとめました。まだ使いこなせていないと思うものにチェック✓をつけて、該当ページに付箋をつけましょう。

　付箋のついたページを読み返して、復習します。これからの生活で同じ失敗を繰り返さないために対処の仕方をもう一度頭に入れておきましょう。

	学んだスキル	該当ページ
☐	夜更かしをやめる方法	p.34〜
☐	やる気を出す方法（自己報酬マネジメント）	p.40〜
☐	時間を見積もる	p.50〜
☐	気持ちのよい朝を過ごす	p.49〜
☐	朝準備セットを作る	p.58〜
☐	やるべきことを忘れずにこなす（To-Doリストを活用する）	p.66〜
☐	夕方のバタバタを乗り切る	p.65〜
☐	1日のスケジュールを組む	p.86〜
☐	すきま時間を活用する	p.90〜
☐	優先順位をつけてこなす	p.92〜
☐	1週間のスケジュールを組む	p.98〜
☐	面倒なことに重い腰を上げる（大きな仕事を分解する）	p.100〜
☐	あとまわし癖を克服する	p.120〜

また、「1．目標のふりかえり」でチェックした朝準備、日中、夕方～夜（寝るまで）の時間帯のうち、満足度の低かった時間帯はどこでしたか？
　その時間帯の何についてまだ困っているのか、左のページのどのスキルを使って解決できそうかを考えてみましょう。

❖現在も困っている場面と解決法

例　寝る前のスマホがやめられない→日曜～木曜の夜にスマホを30分間で切り上げることができれば、カレンダーにシールを貼る。シールが20個たまったらごほうび。（やる気を出す方法）

……………………………………………………………………………………………

……………………………………………………………………………………………

……………………………………………………………………………………………

……………………………………………………………………………………………

……………………………………………………………………………………………

解決に役立ちそうなスキルは左のページのどれでしょうか？
チェック✓して、そのページを読み返してみましょう。

> **グループで**
>
> みんなで「現在も困っている場面」について発表し合いましょう。仲間から解決のヒントがもらえるかもしれません。

❖ ごほうびのふりかえり

- **自分に向いていたごほうびは何でしたか？（自己報酬マネジメント）**

　p.40で学んだやる気を出す方法を覚えていますか？　しなければならないことをやりとげたあとのごほうびを設定することでやる気を出す方法でしたね。本書では、宿題の出るたびに、ごほうびを設定してきました。自分のやる気を引き出すのに効果的だったごほうびは何だったでしょう。記入してみましょう。そのごほうびをぶら下げることで、今後も自分のやる気を上手にコントロールしていきましょう。

3 毎日を乗り切るための時間管理から、自分らしい時間管理へ

　本書では、夜寝て朝起きる、起きてから家を出る、バタバタな夕方をなんとかこなす、日中を効率的に過ごすといった、時間管理に焦点を当てて、多くのスキルを紹介してきました。きっと現在のあなたは、生活が少しだけラクになっているはずです。

　今後は、もう一歩進めて、「自分らしい」時間管理を目指してみませんか？

　p.93で学んだ「優先順位づけ」では、重要性と緊急性が高いものを優先させていました。これからは、もう一歩進めて、「自分の進みたい方向性」（価値）に基づいて、優先順位をつけてみます。そうすることで、より「自分らしく」生活を送ることができるでしょう。

　ADHDタイプは、何かにのめり込むと没頭しすぎて寝ることや食べることがおろそかになったり、友達との約束を忘れて人間関係を悪くしてしまったりと、バランスをとりにくい傾向にあります。

　そのため、なりたい自分を描くときには、以下の8つの領域に分けて考えてみると、バランスを保つことができます。次のページの記入例を見てみましょう。

　（　　）カ月後のあなたはどうなっていたいでしょうか。

　自分にとって重要なもの、優先したいことをp.141に書いてみましょう。

　（　）には、自分が想定しやすい期間を書いてみます。1年後が想定しやすい方、そんな先までは考えられないのでとりあえず3カ月後、いや、10年先まで見越して考えてみたい……など、ご自分のペースでどうぞ。

　ここで描いた「なりたい自分」は、実現することができます。なりたい自分の8つの領域それぞれで、「その自分になるためのTo-Doリスト」を作るのです。その際には第6章で学んだ「小さな仕事に分解する」と、少しずつ確実に「なりたい自分」に近づくことができるでしょう。

❖ なりたい自分：8つの領域　　　記入例

からだ
健康で気になっていることや、病気やケガなどについて書きます。

- すっきりむくみ知らず
- 姿勢がいい
- 虫歯を治したい
- いい汗をかける
- 「若いね」と言われる
- ほどよい筋力

こころ
自分が理想とする精神状態や心の持ち方について書きます。

- おだやか
- 落ち着いて冷静
- 自分を好きになる
- 前向き

趣味・教養
自分が楽しめてワクワクできることを書きます。

- ベランダでハーブを育てる
- おいしい和食を作る
- 楽器を演奏できる
- 英会話スキルアップ

生活スタイル
自分が理想とするライフスタイルについて書きます。

- 朝ごはんを贅沢に味わいたい
- 四季折々の自然を感じたい
- きれいな部屋に住む

身だしなみ
体型に関すること、肌や髪に関すること、服装などについて書きます。

- 引き締まったウエスト
- 似合う服を着こなす
- アイロンのかかった清潔感のあるシャツ
- 自信のある髪型
- 挑戦したことのないファッションをする

仕　事
仕事や家事に関することを書きます。

- 締め切りより早く仕事を仕上げ余裕をもつ
- 年下から信頼される
- やりがいを感じて長く続ける
- 苦手なアイロンがけを克服する

お金・物欲
お金に関することや、手に入れたいものについて書きます。

- 毎月定額預金
- 保険について考える
- 年に一度は旅行にいける余裕
- 腕時計
- パソコン

人付き合い
人との付き合い方、対人関係について書きます。

- 長続き
- 喧嘩を減らしておだやかな関係でいたい
- 信頼できる恋人をつくる
- 気楽に飲みに行ける仲間に恵まれる

その他
どこにも分類しにくいけれど、自分の「なりたい！」を書いておきます。

- 南の海で泳ぎたい

▼なりたい自分（_____後のあなた）

からだ
健康で気になっていることや、病気やケガなどについて書きます。

こころ
自分が理想とする精神状態や心の持ち方について書きます。

趣味・教養
自分が楽しめてワクワクできることを書きます。

生活スタイル
自分が理想とするライフスタイルについて書きます。

身だしなみ
体型に関すること、肌や髪に関すること、服装などについて書きます。

仕事
仕事や家事に関することを書きます。

お金・物欲
お金に関することや、手に入れたいものについて書きます。

人付き合い
人との付き合い方、対人関係について書きます。

その他
どこにも分類しにくいけれど、自分の「なりたい！」を書いておきます。

> # 第 8 章で学んだことのまとめ
> ・スケジュール帳を使いこなせない場合は、本書を復習する
> ・なりたい自分を明確にして、その価値に基づいて優先順位をつけることで、自分らしい時間管理ができるようになる

第 8 章の宿題

- （まだ用意していない人）スケジュール帳を買う
- 3 色ペンを用意する
- 付箋を用意する
- スケジュール帳を毎日常に持ち歩く
- 毎日のスケジュール帳タイムを決める：
  1 日 2 回　____：____　と　____：____
  もしくは_____のついでに。
  （例）出社の 8:30 と昼休み明けの 13:00 頃、朝と昼食のあとにスケジュール帳タイムを設定。
- 1 週間のスケジュールを計画する曜日と時間を決める：
  ____曜日　____：____
- p.138 で振り返った、自分に効果的なごほうびを活用しながら、自己報酬マネジメントを続けていく：
  効果的なごほうび_____
  _____
  _____
  _____
  _____
  _____
  _____
- 時間管理につまずきそうになったら、該当ページを復習する

付　録

ADHDについていくつかのテーマで解説しました。

ADHDの有病率と合併しやすい問題

　ADHDの有病率は、調べる年齢や方法によって幅がありますが、日本には大人のADHDはどれくらいいるのでしょうか？　日本で大人のADHDの有病率を調べた最新の疫学研究は、静岡県浜松市で無作為に選ばれた18〜49歳の大人1万人を対象として、2010年から2011年にかけて行われました[1]。この調査の結果から算出された有病率の推定値は1.65％です。少なくとも60人に1人の大人が、ADHDがあると見積もられており、よくある障害といえます。

　大人のADHDに合併しやすい精神障害として、物質使用障害、不安障害、気分障害、パーソナリティ障害、大うつ病、行為障害などがあります。診断されずに大人になったADHDの人は、精神症状をきっかけに受診して、その背景にADHDがあると気づかれることも少なくありません。また発達障害のひとつである自閉スペクトラム症との合併も多いことで知られています。

　そのほか、日常生活上で起きやすい問題として、交通事故、頻繁な転職、家庭内暴力、離婚、自己破産、ギャンブル依存などがあります。ADHDのある人では、これらの問題は、ADHDの主症状である衝動性、多動性、不注意と関連して起きている可能性が高いといわれています。心当たりのある方は、ADHDの症状と照らし合わせながら原因を分析することで、対処を考えることができます。問題が重篤な場合は、ほかの人や専門家の力を借りる必要があるでしょう。

文献
1）中村和彦ほか、おとなのADHDの疫学調査．精神科治療学，28(2)：155-162, 2013.

ADHDの人はなぜ同じ失敗を繰り返すのか

　こんなことはありませんか？
「我ながら同じ失敗を繰り返してしまう、ドジなんだよね」
「小さいとき、なかなか親の言うことを聞けず、よく叱られた」
　ADHDの人は同じ失敗を繰り返しやすいといわれています。職場でミスを連発して上司に叱られてしまう方、毎回同じパターンで車をぶつけてしまう方など、いらっしゃいませんか？　どうしてそうなるのでしょうか。
　これは、「実行機能（exective function）」とよばれる脳の高度な働きの発達に大きく関係しています。これは、「目標に向かって計画を立てたり、自分をコントロールする脳の働き」といわれています。この実行機能は生まれてから成人早期までに発達していくものですが、ADHDでは、この実行機能の発達のスピードが遅く、実行機能が障害されていることでさまざまな障害を引き起こしているとされています。ADHDの原因仮説の中で有力なもののひとつです。
　実行機能についてもう少し詳しく解説します。例えば、こういう状況を思い浮かべてください。

「財布の中に200円しか入っていない状況で、喉が渇いた。自動販売機でお茶を買えばすぐに喉を潤すことはできるが、そうすると、夕食の味噌汁に入れたかった豆腐が買えない。現在、自宅まで歩いて15分の距離。さてどうするか？」

　この状況のとき、最も賢明な判断と思われるのは、喉の渇きを15分

間我慢して、豆腐を買って帰宅することです。自宅でお茶を飲んで味噌汁を作れば、お金も時間も労力も節約できるというわけです。

　「そういえば、昔、似た経験があったな。あのときはジュースを優先してしまったから、帰りの電車代がなくて大変だったんだ」と過去の経験を思い出すことができれば、今回は喉の渇きを我慢することができるかもしれません。

　このように、すぐにジュースを買わずに立ち止まったり、結果を予測したり、過去の似た経験を思い出したりして、我慢する一連の流れに「実行機能」はフル活用されています。ただ、このとき用いている方法には大きく個人差があります。みなさんは、この状況でジュースを我慢するとき、どうするでしょうか。

　具のない味噌汁のイメージや、美味しそうに豆腐入りの味噌汁を食べる自分の映像を想像しますか？　それとも、「我慢、我慢。豆腐などの具のない味噌汁なんて味気ない。栄養も足りない」と言葉で自分に言い聞かせますか？

　前者のようにイメージなどの言葉以外の感覚を用いて自分の行動をコントロールするタイプは、実行機能の中でも「非言語的作業記憶」が得意なタイプといえます。一方、後者のように言葉を用いて自分の行動をコントロールするタイプは、「言語的作業記憶」が得意なタイプといえます（作業記憶とは、例えば、電話番号を見ながら電話をかけるときに一時的に番号を数桁記憶してボタンを押す、というように、ちょっとのあいだ覚えておいて、作業をするときの記憶力をいいます）。

　ADHDの人は圧倒的に非言語的作業記憶をメインに活用するほうが向いているといわれています。

非言語的作業記憶を生かした適応術

- 絵や図や箇条書きなどの、ぱっと見てわかるような記録の仕方にする。
- 本や長いメール、書類などを読む際には小刻みに要点を箇条書きにした付箋を貼りながら読む（そうでないと、読み終わるまでに忘れてしまうし、次に読み返すのが大変だから）。
- 同じ失敗を繰り返したくない場合、失敗した場面のイメージを思い浮かべるようにする。
- 成功した場面、やり遂げた後の達成感をもっている場面をイメージする。
- 電話やメールでやりとりするより、直接会って交渉する。
- クレジットカードより現金、「この書類が入るバッグが欲しい」という場合に書類の寸法を予め計測して買い物にいくのではなく、書類を持参して売り場でバッグに実際入れながら確かめる、などの現物主義。

いかがでしたか？　「何度も同じ失敗を繰り返している」といった場合には、言葉だけに頼らず、絵や図やアナログなものもフル活用しながら実行機能の働きを補うとうまくいくかもしれません。

コツコツ取り組むことが苦手な理由：
報酬遅延勾配

　最新の脳研究の結果によると、ADHDの人の脳には報酬系の障害が認められており、「報酬遅延勾配」が急であることが知られています。報酬遅延の勾配とは「報酬の得られるタイミングが遅くなればなるほど、その報酬の価値を低く見積もる」という現象をいいます。人間には、時間的に遠い報酬については、実際の価値よりも値引いてとらえる傾向があるそうです。これが報酬遅延の勾配です。ADHDの人では、この値引く割合が他の人に比べて急だというのです。つまり「ずっと先にもらえるごほうびなんて意味がない！　今すぐ欲しい！」と思いやすいのです。

　そのため、ADHDの人は、長期的な課題に地道に取り組むのが苦手です。例えば、3年間かけて単位をとって高校を卒業すること、資格取得のためにコツコツ勉強すること、大きな買い物をするために地道に貯金をすること、同じ会社で少しずつ努力して信頼を得ながら昇進していくことなどにはあまり魅力を感じません。そのため、こういった目標がなかなか達成しにくいのです。

　反対に、ぱっと結果の出るものに関しては、報酬に魅力を感じるため、大きな成果を残すことができます。

　ですから、ADHDタイプが、長期的な努力を要する課題に取り組むときには、最後に大きなごほうびを設定するのではなく、こまめにごほうびを設定してモチベーションを保つ工夫をすることが必要です。合言葉は「遠くの大きなごほうびより、少しでいいからすぐごほうびを！」です。

いくつか実践例を挙げます。

【例1】半年後に控えた資格試験の勉強へのモチベーションが上がらない場合
× 半年後の合格を目指して試験勉強をがんばる。
○ 1ページ終われば、そのページのページ番号に赤丸をつけ、1単元終われば目次のその単元のタイトルのところにお気に入りのシールを貼る、5ページ終われば共に勉強する友達にメールする。15ページ終わればお気に入りの動画を15分視聴する。

【例2】「毎日の家事ができない」と悩んでいる場合
× 家事すべてを毎日こなしたら週末にごほうび。
○ 食事の準備、洗濯物干し、食器洗いなど1つ家事が終わるごとにコーヒーを飲みお菓子などを食べる。

いかがでしょうか。自分のやる気を高め、長期的な課題に挑戦するためのヒントになりましたか？

特に日本では「地道にコツコツ取り組む」ことが尊いとされる風潮にあるため、そうできない自分を責めがちな方が多いようにみえます。「私は"アリとキリギリス"でいうと、その日暮らしのキリギリスの生き方しかできない。だめな人間だ」と、自己卑下して相談にみえるADHDの方も少なくありません。

しかしこれは本人の努力不足なのではなく、「すぐに結果が出ないものに対して魅力を感じにくい」という脳の特徴が原因なのです。「こまめにごほうびを設定すれば、やる気を出すこともできる」ということです。

自己嫌悪に陥るより、自分の脳の働きに合った取り組み方、生活の仕組みを整えて生きていく方が、自分もまわりも幸せだと思いませんか？

ADHDの完成させたくない病？

みなさんは、こんな経験はありませんか？

- 提出しなければならない書類（会社に提出する扶養届けや年末調整の書類、確定申告、申込書など）の記入をざっと終えて、あといくつかの項目を書き込んだり、印鑑を押したりすれば完成するというのに、なぜか途中で放り出してしまった。
- 学校や会社のレポートの課題で、おおまかに書くことが決まって、ざっと書き上げた。ここまでのスピードはむしろ人並み以上なのに、詳細を書き込んだり、見直したりする作業をせずに8割のところでやめてしまった。その結果、締め切りギリギリになってしまうことがよくあった。
- 工作や手芸などの作品作りで、図案を考え、おおまかなところまでは作り上げたのに、あともう少しのところでやめてしまった。

いかがでしょうか？

「あと少しなのに、なぜか最後までやらない」という行動は、実は大人のADHDの人には、よく見られます。この背景には、いくつかの仮説があります。

- 「まだ完成させたわけではないから」という言い訳を残しておきたい
  全部完成させてしまうと、出来上がったものにマイナスの評価を受けたときに、ショックを受けてしまいます。しかし、「まだ完成したわけじゃないから」という言い訳ができれば、ひとまず出来が悪いと

評価されても、自分の実力は否定されないわけです。心理学的にいえば、「セルフハンディキャッピング」といいます。

- *その課題が終わると、次にやりたくないことが待ち受けている*
　書類作成やレポート、作品が仕上がってしまうと、その後でやりたくないことが待ち受けているのかもしれません。例えば、書類を早々に仕上げてしまうと別の仕事を頼まれるかもしれないとか、レポートを仕上げてしまうとやることがなくなって暇を持て余し、孤独を感じてしまうからとか、作品を仕上げてしまうと関係のこじれた家庭と向き合わざるを得なくなるとか……。

心当たりはありましたか？
　もちろん、80〜90％やり終えた仕事を完成の域まで仕上げるには、それまでとは違う別の集中力が必要になるでしょう。何度も見直したり、丁寧に詳細を詰めたりして課題にじっくり向き合い、腰を据える必要があるからです。
　さらに、80〜90％をおおまかに進めた時点で、課題の目新しさはずいぶん薄れていて、魅力を感じにくくなっている（つまり飽きている）可能性も高いのです。
　要因はいろいろ考えられますが、やりかけのことばかりどんどん増えて「完成させるのが怖いのではないか？」と疑われるような場合、一度、原因について考えてみるとよいでしょう。

ADHD で生じる問題は男女で違うのか？

　次の2つの文章をご覧ください。

　ユウコさんは、一人暮らし。部屋は散らかっていて、足の踏み場もありません。

　タロウさんは、一人暮らし。部屋は散らかっていて、足の踏み場もありません。

　これらの文章を読んだとき、ユウコさん、タロウさんに受ける印象に違いはありますか？
　古典的な価値観の人なら、「タロウさんは男性だから、そんなものさ」と男性側に寛容な判断をするかもしれません。もしそういう判断をする人が多数だとしたら（もし、そういう価値観の家庭でユウコさんが育っていたとしたら）、ユウコさんは「私は女性なのに部屋が汚くてだらしない」と、タロウさん以上に自分のことを責めて落ち込んで自信をなくすかもしれません。
　一般にADHDの特性とされる「忘れっぽい」とか「片づけられない」「おおざっぱ」などの特性が、どのくらい社会で許容されるかに男女差があるのではないかといわれています。
　Wilensら[1]の研究では、ADHDの男性は女性に比べて、喧嘩、嘘を繰り返す、物を壊す、盗み、家出、性的な逸脱などの反社会的な行動を示す人や、お酒を飲み過ぎてしまい、生活や仕事に影響を及ぼしてしまう人が、多く見られることがわかりました。

いわゆる「男らしさ」のような性役割や規範意識のようなものが関係しているのかもしれません。男性においては、「多少暴力的な行動に出てもいい」とか「ちょっとくらいのルール違反はよい」など反社会的行為が許容されているのかもしれません。

　一方女性では、男性と同じようにイライラしたときに、それが暴言や暴力など直接的な行動として表現されることは少ない印象を受けます。その代わりに、イライラしている相手との約束を破るなど、もっと間接的な方法で怒りを表現しているのかもしれません。

　また女性の中には、相手に向かうはずの怒りが、ベクトルを変えて自分に向いてしまって（自分を責めてしまって）、うつ状態になっている方もいらっしゃる印象です。そのあたりのメカニズムは、（私（中島）の想像の域を超えませんが）ADHDの女性においては、うつ病や双極性障害などの気分の問題が多く見られることと関係しているかもしれません。

　また、男性は、気分や不安の問題では病院を受診しないという可能性もあります。「男たるもの、感情を露にしてはいけない」「弱みを見せてはいけない」といった信念がある場合、精神科や心療内科を受診する確率はぐっと減るでしょう。そのため、この研究[1]の対象に、うつや躁うつ、不安を抱えた男性が多く加わってはいなかった可能性があります。

　みなさんは性差についてどのようにお考えでしょうか。

文献

1) Wilens, T.E., Biederman, J., Faraone, S.V., Martelon, M., Westerberg, D. and Spencer, T.J. 209 Pre-senting ADHD symptoms, subtypes, and comorbid disorders in clinicaly refered adults with ADHD. Journal Clinical Psychiatry, 70, 11, 157-1562.

参加者の声

　本書の作成にあたり、事前に8名の方にグループで実践していただきました。その参加者の皆様から感想をお寄せいただきました。本書中にもさまざまなアイデアを提案してくださっています。すべてのワークを実践することで得られる変化、発見をご紹介致します。

Kさん

　今回、グループワークで、家事のタイムログをとる／時間の使い方を見直す／達成後の報酬を用意する……などを学んだことで「10分頑張れば洗濯物干しが終わる」「○の次は□（ルーティン化）」「終わったらチョコを食べられる」と、気の重いことを頑張れるようになりました。

　また、私は家事・育児をこなすのがやっとで、「今日も何もできなかった……」と自己嫌悪に陥っていましたが、スケジュール帳にTo-Doリストを記すようになり、完了後も読み返すことによって「毎日頑張っている自分」を褒められるようになり、ひいては「過去からずっと頑張ってきた自分」をも認められるようになってきました。

　時間を活かす＝自分を生かすことと教わったグループワークで、私の人生を変えるきっかけとなりました。先生方、仲間の皆様、本当にありがとうございました！

Lさん

　私は子供の頃から整理整頓ができず、私の部屋は汚部屋だと言われていました。小学校の頃は、机の中には常にカビの生えたパンが入っており、それに紛れてぐちゃぐちゃに押し込められたプリント類もあって、私の机は教科書を入れることすらできない状態になっていました。片づけたくても、つい

つい先延ばしをしてしまい、また、何をどこから片づけたらいいのかも分からなかったので、私はいつも学校の先生を困らせていました。

　結婚した後も、人が出入りできないくらい山積みになったゴミ部屋の中で私は生活をしていました。その時、ADHDの認知行動療法があると知り、藁をもつかむ思いで参加させていただきました。最初は、一つ一つの課題が、私にはとてもハードルが高く感じられ、半ば諦めかけそうなときもありました。でも、回数を重ねるうちに、「私でもできることがある」と実感できる事柄が少しずつ増えてきました。例えば、ダイニングテーブルの上を片づける。当然のことかもしれませんが、ADHDの私には大きな課題のひとつでした。それで、段階を踏んで少しずつ片づけていくことに重きを置いた結果、問題のダイニングテーブルだけでなく、その周辺を綺麗に整理整頓することができました。この経験が「私でも部屋を片づけられるという自信」につながったと思います。その後、自分の汚部屋も同じ要領で片づけてみたらどうだろうと考え、掃除をしてみました。段階を踏み、徐々に掃除の範囲を広げていったところ、なんと3日間で綺麗な部屋になりました。私は、部屋の片づけを通して、これまで悩みだった「先延ばし」や「先の見通しが立たないことへの不安感」から解放され、自己肯定感が芽生えました。

Mさん

　講座でバーチカルタイプのスケジュール帳を支給されたとき、初めはものすごく抵抗がありました。

　いざ使ってみると、今までつけていた月間予定と雑用紙に書き出していたやることリストや買い物リストを集約させたものなのだと気がつきました。そして忙しいと言って過ごす毎日の中にも、何となく無駄にしていた時間があったということにも。

　やるべきことは先延ばしにせずにやる、そしてバランスよくごほうびも用意する、このメリハリが大切なんだなぁと思いました。

　この講座に参加できて本当によかったですし、時間を大切にすることで生

活に追われる感覚が少しなくなり、なりたい自分をイメージできるようになってきました。

　早速、自分でもお気に入りのバーチカルタイプのスケジュール帳を用意しました。これからの私に期待しています。

Nさん

　グループワークで時間管理術を学び、バーチカルタイプのスケジュール帳を使うようになって、それまで常に抱えていた「やってもやっても終わらない感」から解放されました。

　漠然と「やらなくてはいけないことの全体量」を心配するのではなくて、その時に終わらせる小さな項目のみに集中することができるので、気が散ることも少なくて、さらに終わらせた達成感も1日に何度も感じられるので、気持ちが楽になりました。

　実際に予定をスケジュールの中に割り振ってみると、意外と空いている時間があることに気づけるうえに、「この日の何時には終わって解放されている自分」をイメージできるようになり、取り掛かるまでの重たい気分まで軽減されて、ますます予定をこなせる良い循環が起きるようになります。

　今回はグループワークだったので、他の方の悩みに共感したり、対応策や工夫に感心したり勇気づけられたり励まされたりしながら、ひとりでは途中で投げ出しそうな困り事に継続的に注意を持ち続けられたことにも、随分助けられました。

　このような機会に皆さんとご一緒に学び合えたことに感謝しています。どうもありがとうございました。

参考文献

メアリー・V・ソラント著、中島美鈴、佐藤美奈子訳『成人 ADHD の認知行動療法——実行機能障害の治療のために』、星和書店、2015.

ラッセル・A・バークレー、クリスティン・M・ベントン著、山藤奈穂子訳『大人の ADHD ワークブック』、星和書店、2015.

あとがき

　本書を作成するきっかけに、たくさんの出会いがありました。

　最初の出会いは、東京で集団認知行動療法というグループセラピーに関心をもつ専門家の研究会（関東集団認知行動療法研究会）を主宰していた2009年のことでした。私は月に一度、この研究会を開催し、参加される心理や精神保健福祉の専門家がそれぞれの病院や教育機関などの職場で実践する集団認知行動療法について発表できるようにしていました。その場では、グループセラピーを実践していて、困ったことや解決したい問題を話し合っていました。うつ病グループ、不安障害グループ、職場復帰グループ、就労支援グループなど様々なグループセラピーの実践について話し合いましたが、そのうち専門家の多くが、決まって共通のつまずきを経験していることを知りました。それは、大人に見られる発達障害の問題でした。

　発達障害の問題があると、グループで他の参加者との人間関係が築きにくかったり、そもそもうつ病や不安障害の方とは困るポイントが違っていてそのためグループに参加していても役立たなかったり、グループセラピー開始時間に遅刻したり欠席したりホームワークができなかったり、家事や仕事がうまく進まず自分の心の内面と向き合う余裕がなかったりと、治療上大きな困難を抱えていました。2009年当時、こうした大人の発達障害の問題が広く知られつつありました。しかし、大人の発達障害の方を専門にした外来診療を行うクリニックはほとんどありませんでした。このとき、研究会の参加者のひとりであり、本書を共に執筆した稲田尚子さんとは、「いつか大人の発達障害の方のための認知行動療法ワークブックを作れたらいいね」と夢物語のように話していました。稲田さんは発達障害の専門家です。そして、非常に熱意のある臨床家です。

　その後、個人のセラピーの中でも、大人の発達障害の問題で悩む方に多く出会いました。特に大人のADHDの方は、遅刻や書類の提出遅延や紛失、度重なるミス、部屋の片づかなさなどを、ADHDの症状だとは知らずに、

自分の怠慢のせいだと思って、自分を責めてうつ状態になっている人が多くいたのです。また、産業の現場では、ADHDで悩むご本人のみならず、上司や家族の方にもお会いしてきました。どのようにADHDの問題を理解し、取り組めばよいか、手探りの状態でした。まずはアメリカで効果的だった集団認知行動療法プログラムの本を翻訳することにしました（『成人ADHDの認知行動療法——実行機能障害の治療のために』、星和書店、2015）。これはとても面白い本で、時間管理や整理整頓について明確な行動課題を設定しているものでした。これまでのうつや不安の認知行動療法とは全く違うものでした。「ADHDの方には、ADHD専用の治療ノウハウが必要だ」と確信しました。

そんなとき、私は自分の住む福岡市で「うつ病予防講座」を担当することになりました。これは、市民向けのうつ病を予防するためにわかりやすく認知行動療法を講義するという連続3回講座でした。そこにある参加者がいました。その方は、ADHDの問題を抱えながらも子育てをされている主婦の方で、熱心に講座を受けられていました。講座の中では、特に先延ばしにされていたリビングのダイニングテーブルの上の片づけという課題に、さまざまなアイデアを出しながら、一生懸命取り組まれていました。そして講座の合間に、そっとADHDをもっていることを打ち明けてくださいました。そこで、私は手前味噌ながら、翻訳した本をお薦めしました。講座最終日、その方は手紙を下さいました。今回の講座がとても役立ったこと、ADHDの人のためのグループセラピーをしてほしいことが書かれていました。私はこのとき「やはりグループが必要なんだ」と確信しました。

こうした世の中からのニーズの高まりを受けて、福岡に住んでいた私は、アメリカに転居した稲田さんに連絡をとりました。「やはり大人のADHDの方向けのワークブックは必要。翻訳もしてみたけれど、もっと使いやすい日本人向けのものを作りたい。そしてそのワークブックを使ってグループセラピーをしよう！」。このとき、既に2015年になっていました。最初の着想から、私も稲田さんも子どもを産み、既に6年が経過していました。

しかし、もうひとつ乗り越えるべき壁がありました。ADHDの方にワー

クブックで学んだことを、いかにして長く使い続けてもらうかという難題でした。特別なプログラムは効果的ですが、プログラム終了後も継続して時間管理をすることで初めて生活しやすくなるのです。そんなとき、行きつけの美容室でこの話をしたところ、思わぬアイデアをもらいました。美容師の山中雅裕さんのこんな一言でした。「スケジュール帳をワークブックに盛りこんで、書き方を学んでいけばよいのでは？」。たしかにスケジュール帳なら、ワークブック終了後も無理なく自然に使い続けることができます。

　アイデアが固まってからはあっという間でした。国内外の既存のADHD当事者向けのワークブック、時間管理に関するあらゆる書籍を取り寄せて研究しました。16時間もの時差のあるアメリカと日本の距離を埋めるものは、Skypeでした。ああでもない、こうでもないと昼夜を問わずSkypeで議論しながら、作っては壊し、また見直して使ってみて大幅に変更していきました。私たちは、あえてメールのやりとりではなく、生きた会話の中で作成していくことにこだわりました。できるだけ飽きずに取り組めて、おせっかいなくらいしつこくお膳立てするワークブックを目指していたからです。ですから、本書の至るところに、等身大の生活者としての工夫や、しつこいくらい日時や場所を決めさせるお膳立てがたくさんです。もちろん星和書店の編集を担当してくださった桜岡さんとも、上京し、直接対面しながら打ち合わせを行いました。この点について多くの時間を割いてくださり、度重なる変更にも対応してくださったことに大変感謝しております。

　ワークブックのもとになるプログラムが完成に近づいてきた2016年の秋。私たちは、九州大学病院の一部屋を借りて、大人のADHDの方8名を対象にパイロットスタディという予備的なグループセラピーをしました。このプログラムを実践してもらったのです。8名の方々との出会いは、このワークブックに息を吹き込みました。8名の方々は、私たちの予想以上にたくさんのアイデアを持っていて、なんとか自分の生活をよくしたいという情熱に溢れていました。そして自分に似た仲間に出会えたことを喜び、励まし合う場となりました。ワークブックには、参加者の方々の知恵と工夫が追加されました。

このワークブックやグループセラピーの実践について、協力してくださる方がどんどん増えてきました。九州大学大学院人間環境学府の黒木俊秀教授は、グループセラピーの研究にアドバイザーとして協力してくださっています。また、グループセラピー実践の最初の相談をさせてもらったのが福岡大学人文学部の皿田洋子教授でした。皿田先生はすでにSSTなどのグループセラピーの豊かな経験をお持ちの先生で、このグループの運営を支えてくださいました。また、古くからの医療福祉領域の友人である高口恵美さん、谷川芳江さん、山下雅子さんには、グループのファシリテーターとして協力をいただきました。さらに、北九州市のかなめクリニックの要斉先生は、多大なるご理解を下さり、クリニックに勤務しグループセラピー経験の豊かな看護師の前田エミさんをファシリテーターとして参加させてくださいました。福岡市のパークサイドこころの発達クリニックの原田剛志先生には、参加者募集に協力していただきました。研究準備段階では、肥前精神医療センターの久我弘典先生や猪狩圭介先生、EMDR専門カウンセリングルームリソルサの矢野宏之先生には多くのご助言をいただきました。協力者のみなさまには、無償で「ADHDの方々の受け皿は不足している。効果的なプログラムを作ろう！」と喜んで協力していただきました。この場を借りてお礼を申し上げます。

　このように本書の作成やグループセラピーの実践には、多くの方々との出会いとご協力がありました。こうして皆様にお手にとっていただける日を一同で楽しみにしておりました。ぜひ、本書を皆様の生活に役立ててください。専門家の方には、ぜひ本書を用いてグループセラピーを実践していただければと思っています。ひとりでは得られない力を分かち合えるはずです。

　　2017年1月

　　　　　　　　　　　　　　　　　　　　　　　　　　　　　　中島美鈴

■著者

中島美鈴（なかしま　みすず）

公認心理師，臨床心理士。心理学博士。2020年九州大学大学院人間環境学府人間共生システム専攻博士後期課程修了。肥前精神医療センター，東京大学駒場学生相談所，福岡大学人文学部などでの勤務を経て，現在は九州大学大学院人間環境学府および肥前精神医療センター臨床研究部にて成人期のADHDの認知行動療法の研究に従事。『ADHDタイプの大人のための時間管理プログラム：スタッフマニュアル』（共著，星和書店），『働く人のための時間管理ワークブック』（共著，星和書店）ほか著訳書多数。

稲田尚子（いなだ　なおこ）

公認心理師，臨床心理士，認定行動分析士。心理学博士。2007年九州大学大学院人間環境学府人間共生システム専攻心理臨床学コース博士後期課程修了。国立精神・神経医療研究センター，東京大学医学部附属病院こころの発達診療部，Southwest Autism Research & Resource Centerなどを経て，2018年より帝京大学文学部心理学科専任講師。乳幼児から成人まで，発達障害児者のアセスメントや支援に携わる。主な著書に『ADHDタイプの大人のための時間管理プログラム：スタッフマニュアル』（共著，星和書店）などがある。

ADHDタイプの大人のための時間管理ワークブック

2017年3月7日　初版第1刷発行
2025年6月22日　初版第6刷発行

著　者　中島美鈴，稲田尚子
発行者　石澤雄司
発行所　株式会社　星和書店
　　　　〒168-0074　東京都杉並区上高井戸1-2-5
　　　　電話　03（3329）0031（営業部）／03（3329）0033（編集部）
　　　　FAX　03（5374）7186（営業部）／03（5374）7185（編集部）
　　　　http://www.seiwa-pb.co.jp
印刷・製本　株式会社　光邦

ⓒ 2017 中島美鈴／稲田尚子／星和書店　　ISBN978-4-7911-0947-0
Printed in Japan

- 本書に掲載する著作物の複製権・翻訳権・上映権・譲渡権・公衆送信権（送信可能化権を含む）は（株）星和書店が管理する権利です。
- JCOPY　〈(社)出版者著作権管理機構　委託出版物〉
本書の無断複製は著作権法上での例外を除き禁じられています。複製される場合は，そのつど事前に(社)出版者著作権管理機構（電話03-5244-5088，FAX 03-5244-5089，e-mail：info@jcopy.or.jp）の許諾を得てください。

大学生の時間管理ワークブック

ADHDタイプや発達障害グレーゾーンでも大丈夫！
効率重視でやる気が出る失敗しないマネジメント術

中島美鈴, 若杉美樹, 渡辺慶一郎 著
A5判　160p　定価：本体1,800円＋税

大学生が入学直後から卒業までにつまずきやすい場面への対処・克服法。ADHD特性のある人や発達障害グレーゾーンの人にも、タイパ重視の忙しい人にも役立つ。本人だけでも支援者と共にでも使える。

働く人のための 時間管理ワークブック

中島美鈴, 前田エミ, 高口恵美, 谷川芳江, 牧野加寿美 著
B5判　128p　定価：本体2,200円＋税

時間管理にまつわるスキルを身につけるために。時間管理に悩みを抱えている方、より効率的に仕事をしたいという方に最適。就労支援や復職支援のプログラムとしてグループでの活用もおすすめ。

ADHDタイプの大人のための 時間管理プログラム：スタッフマニュアル

中島美鈴, 稲田尚子 監修
A5判　144p　定価：本体2,200円＋税

『ADHDタイプの大人のための時間管理ワークブック』を使ってグループセラピーを実施したい治療者・スタッフのためのガイドブック。より効果的で、質の高いグループ運営をしたい支援者のために。

発行：星和書店　http://www.seiwa-pb.co.jp